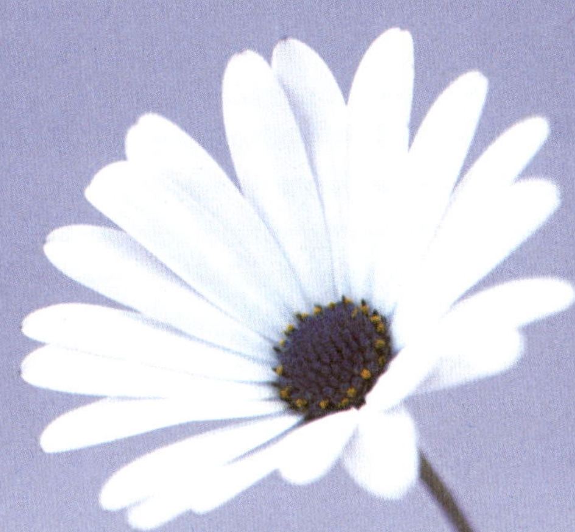

世界上最有效的减肥方法

超过 100000 人试用有效

THE WORLD'S MOST EFFECTIVE
LOSS WEIGHT METHODS

秋彤美学院/编著

江西科学技术出版社

图书在版编目（CIP）数据

世界上最有效的减肥方法／秋彤美学院编著. —
南昌：江西科学技术出版社，2013.10

ISBN 978-7-5390-4825-3

Ⅰ. ①世… Ⅱ. ①秋… Ⅲ. ①减肥—方法 Ⅳ.
①R161

中国版本图书馆CIP数据核字(2013)第237422号

国际互联网(Internet)地址：http://www.jxkjcbs.com
选题序号：ZK2013074
图书代码：D13052-101

世界上最有效的减肥方法 秋彤美学院 编著

责任编辑：龚琦
策划编辑：严小额
装帧设计：远行设计·樊瑶　陈珊
出版发行：江西科学技术出版社
地　　址：南昌市蓼洲街2号附1号
邮　　编：330009
电　　话：0791-86623491
传　　真：0791-86639342
邮　　购：0791-86622945　86623491
经　　销：各地新华书店
印　　刷：廊坊市兰新雅彩印有限公司
开　　本：700毫米×990毫米　1/16
印　　张：11.5
字　　数：200千字
版　　次：2013年11月第1版
印　　次：2013年11月第1次印刷
书　　号：ISBN 978-7-5390-4825-3
定　　价：29.80元

赣科版图书凡属印装错误，可向承印厂调换
赣版权登字号 -03-2013-120

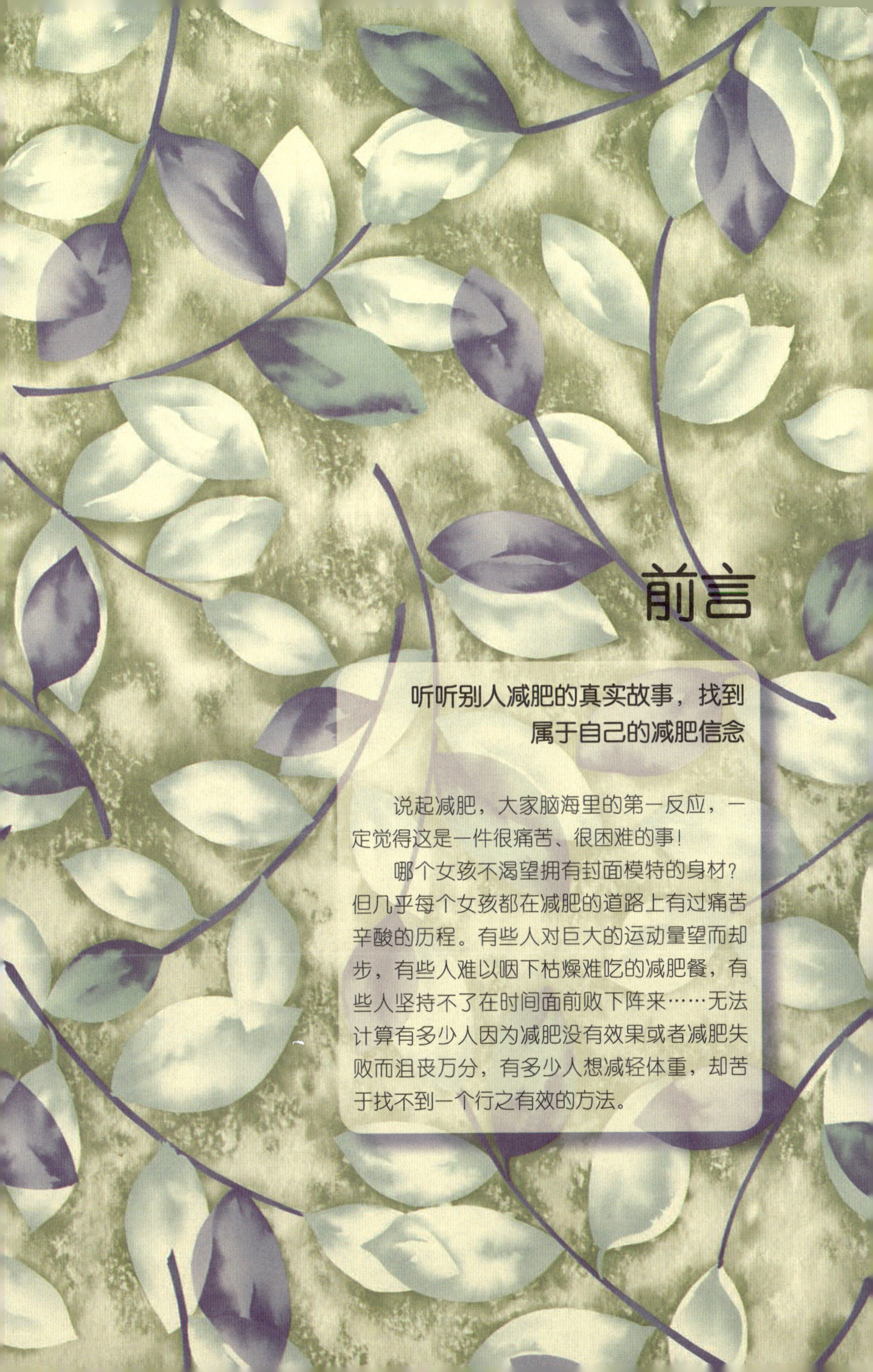

前言

听听别人减肥的真实故事，找到属于自己的减肥信念

说起减肥，大家脑海里的第一反应，一定觉得这是一件很痛苦、很困难的事！

哪个女孩不渴望拥有封面模特的身材？但几乎每个女孩都在减肥的道路上有过痛苦辛酸的历程。有些人对巨大的运动量望而却步，有些人难以咽下枯燥难吃的减肥餐，有些人坚持不了在时间面前败下阵来……无法计算有多少人因为减肥没有效果或者减肥失败而沮丧万分，有多少人想减轻体重，却苦于找不到一个行之有效的方法。

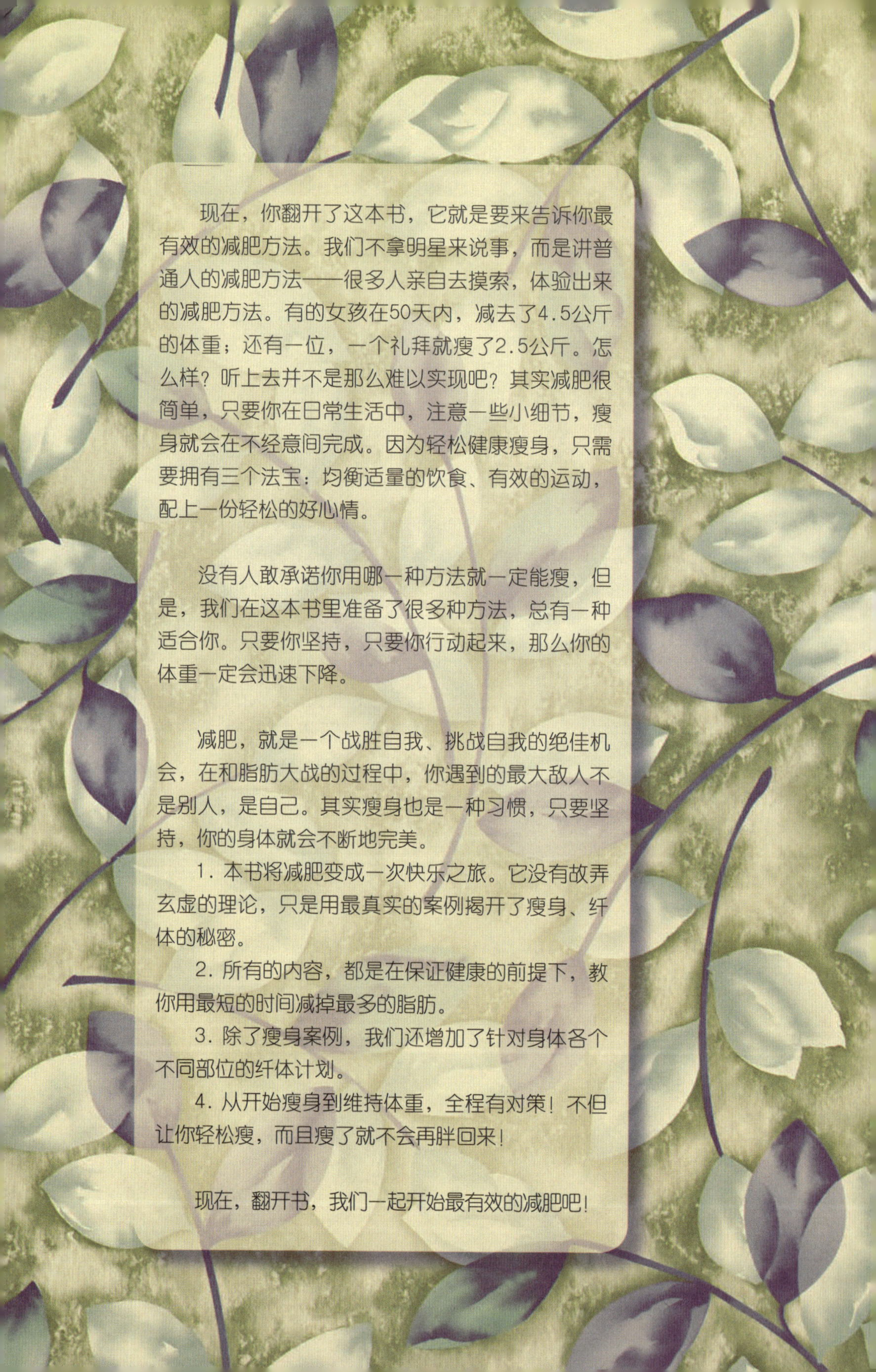

现在，你翻开了这本书，它就是要来告诉你最有效的减肥方法。我们不拿明星来说事，而是讲普通人的减肥方法——很多人亲自去摸索，体验出来的减肥方法。有的女孩在50天内，减去了4.5公斤的体重；还有一位，一个礼拜就瘦了2.5公斤。怎么样？听上去并不是那么难以实现吧？其实减肥很简单，只要你在日常生活中，注意一些小细节，瘦身就会在不经意间完成。因为轻松健康瘦身，只需要拥有三个法宝：均衡适量的饮食、有效的运动，配上一份轻松的好心情。

没有人敢承诺你用哪一种方法就一定能瘦，但是，我们在这本书里准备了很多种方法，总有一种适合你。只要你坚持，只要你行动起来，那么你的体重一定会迅速下降。

减肥，就是一个战胜自我、挑战自我的绝佳机会，在和脂肪大战的过程中，你遇到的最大敌人不是别人，是自己。其实瘦身也是一种习惯，只要坚持，你的身体就会不断地完美。

1. 本书将减肥变成一次快乐之旅。它没有故弄玄虚的理论，只是用最真实的案例揭开了瘦身、纤体的秘密。

2. 所有的内容，都是在保证健康的前提下，教你用最短的时间减掉最多的脂肪。

3. 除了瘦身案例，我们还增加了针对身体各个不同部位的纤体计划。

4. 从开始瘦身到维持体重，全程有对策！不但让你轻松瘦，而且瘦了就不会再胖回来！

现在，翻开书，我们一起开始最有效的减肥吧！

Contents 目录

Part-1

Part-2

Part-3

Part-4

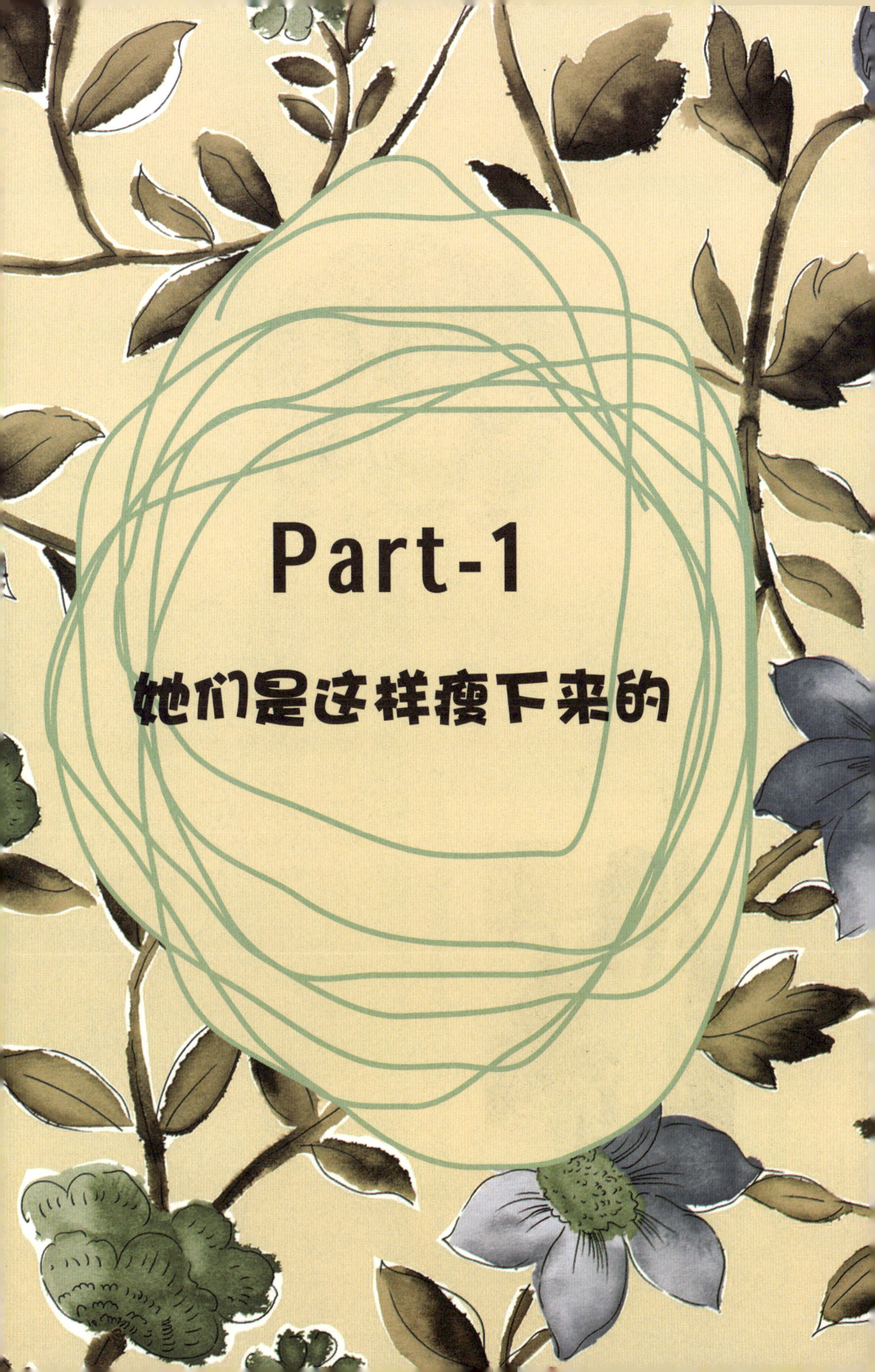

Part-1

她们是这样瘦下来的

1 娇小女生成功瘦身

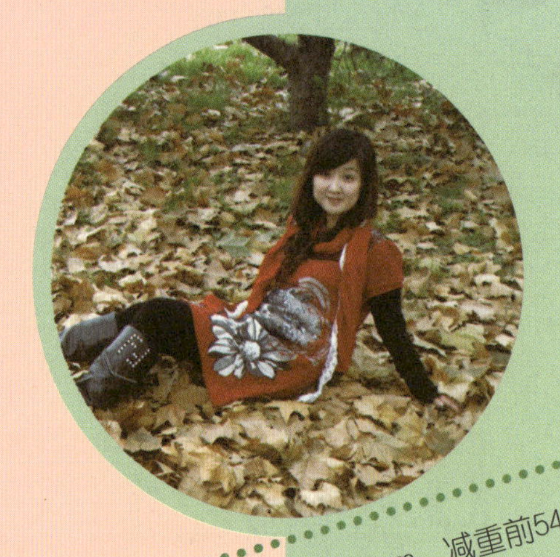

小敏——大四的学生，身高152cm，减重前54kg。

我属于骨架比较小、肉多的类型，比较喜欢吃甜食。大三这年虽然体重不重，但看上去却圆乎乎的，大家都喜欢叫我“小肉球”。所以我决定要减肥，丢掉“小肉球”这个头衔。减肥计划实行50天之后，体重由54kg降到了45kg。

我的减肥经验

食物：

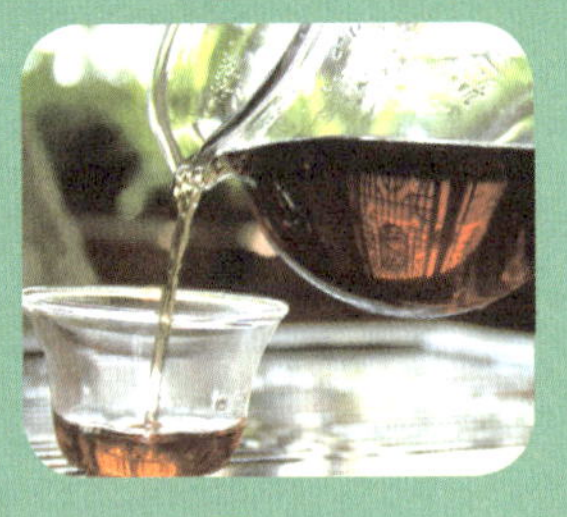

1. 我在减肥期间把饮料全部都给替换掉了，还拒绝了一切含有大量糖分和添加剂的果汁和碳酸饮料。而可以接受的饮料只有茶类，一般喝普洱茶，饭前饭后都可以，口渴时也随便喝。如果实在想喝甜的饮料的时候，就喝杯蜂蜜柚子茶，或者125g装的酸奶，只是每天都不得超过两杯。

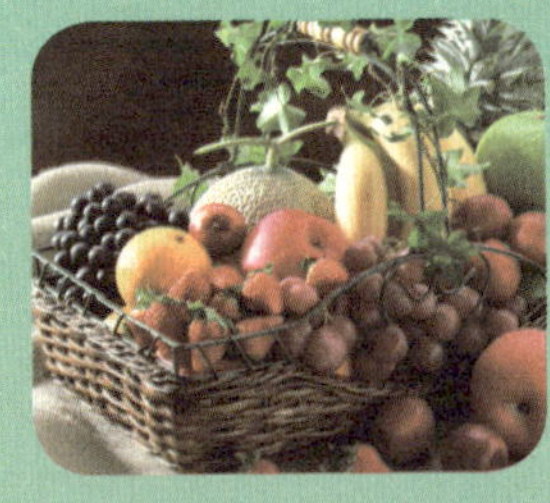

2. 吃饭方面我并不忌口，只控制食量；水果每天都要吃，基本上什么都可以，只是香蕉要少吃些。其实很多东西都很好吃，比如凉拌黄瓜、西红柿、苦瓜、茄子、香菇、豆腐等，只要是烹调得当的食物，不管荤素都可以令人愉快。肉类也要适量吃。

3. 我最爱吃甜食，但是在减肥期间就非常控制了。曲奇一天只吃一块，最多也没有超过三块。点心摄取的热量每天必须严格控制，不可超过150cal。芝士蛋糕、奶酪等对身体也有好处，但是一周只能吃一次，而且不能多吃。在吃蛋糕的当天，一定要减少相应成分的其他食物的摄人量。

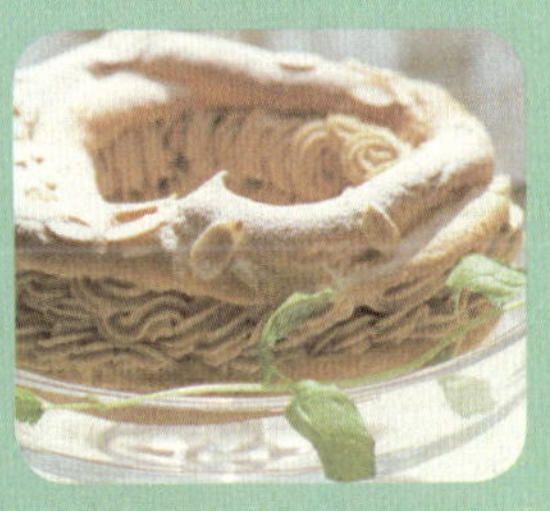

小敏的经验：

每天必须保持基础热量的摄人，食欲特别好的时候也不能允许自己多吃，千万不能认为今天吃多了明天少吃点就是。饮食上特别注意各种营养的平衡，以“少吃，但什么都得吃点”为原则。

运动：

个人认为只改变饮食不运动是不能带来好身材的，所以运动是必需的。我选择的是对场地要求不大，并且可以长期坚持的运动，这样既可以改善新陈代谢，又会让人神清气爽。

1. 我首选的是自己擅长和喜爱的游泳运动，每天都会坚持半个小时以上。如果天气冷了，就会选择慢跑和步行。慢跑40分钟，然后再走20分钟。1个多小时的额定活动时间。平时的散步就随意，最好就是别坐着多起来走动。

2. 在家听音乐的时候，我喜欢一边听，一边摇呼拉圈，这样既对肠胃好而且还塑腰。

3. 在临睡前，我也会躺在床上做仰卧起坐100～170个，有时候也看心情酌情增加。再做剪刀脚50～100个。手臂运动就可以随意，运动疲劳后睡觉会特别舒服。

2 优优的休闲减肥法

优优——19岁，身高161cm，减重前52kg。

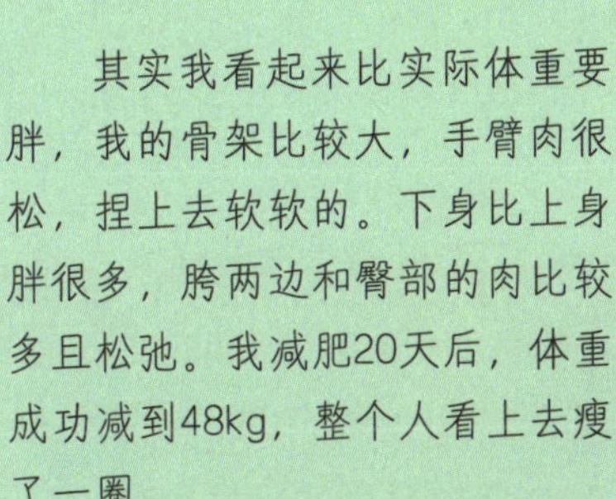

其实我看起来比实际体重要胖，我的骨架比较大，手臂肉很松，捏上去软软的。下身比上身胖很多，胯两边和臀部的肉比较多且松弛。我减肥20天后，体重成功减到48kg，整个人看上去瘦了一圈。

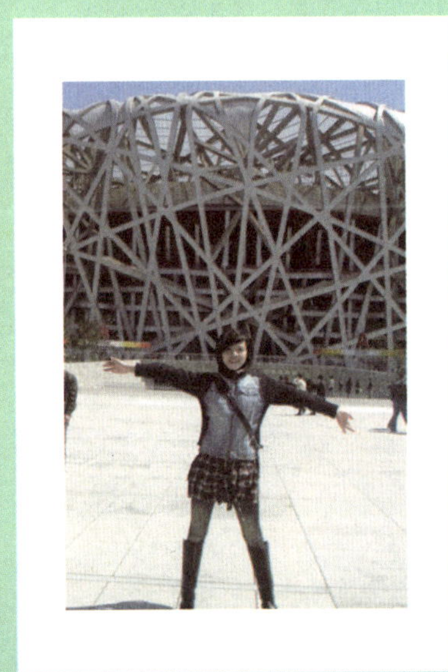

以下是我给自己定的减肥食谱：

早餐：25g蜂蜜+250ml水、一个包子/80g全麦面包(选一)、300g豆浆/250g低脂牛奶(选一)

零食：一个大苹果(100cal)

午餐：100g米饭/一碗红豆粥(选一)、一份清炒蔬菜、一份鱼肉/1个鸡蛋(选一)

零食：一杯优酪乳或一杯酸奶

晚餐：一碗米饭、一份炒蔬菜、100g豆腐/10只中等大小的虾(选一)

加餐：脱脂牛奶300g

总摄入热量：大约1200～1300cal

还要加上适当的运动：

每周跳绳2～3次，每次45分钟大约300下

慢跑，大约40分钟

每日晚餐后散步，90分钟

徒步逛街一次，2～3小时

我的体质较为虚弱，不适合剧烈的运动，所以我选择的是休闲式减肥方法，控制热量摄入的同时又结合了瑜伽等不激烈的运动，再加上散步和逛街等，在休闲的过程中不知不觉地降低了体重，还有效地塑了形，不至于有减肥的痛苦感受，因为整个过程都很轻松。

3 暑假减肥大冲刺

张茜——身高163cm，减重前60kg。

学校里到处是窈窕淑女，夏天又到了，看着大家穿着迷你超短裙，而自己却只能穿着肥大的T恤，像是一只胖胖的丑小鸭，现在我把握了这个暑假，争取做回白天鹅。

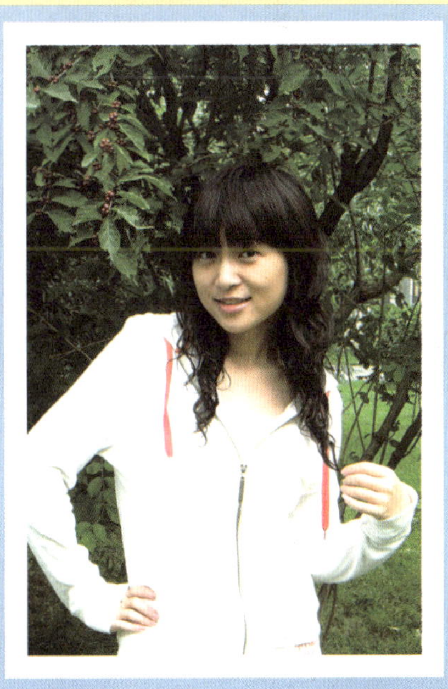

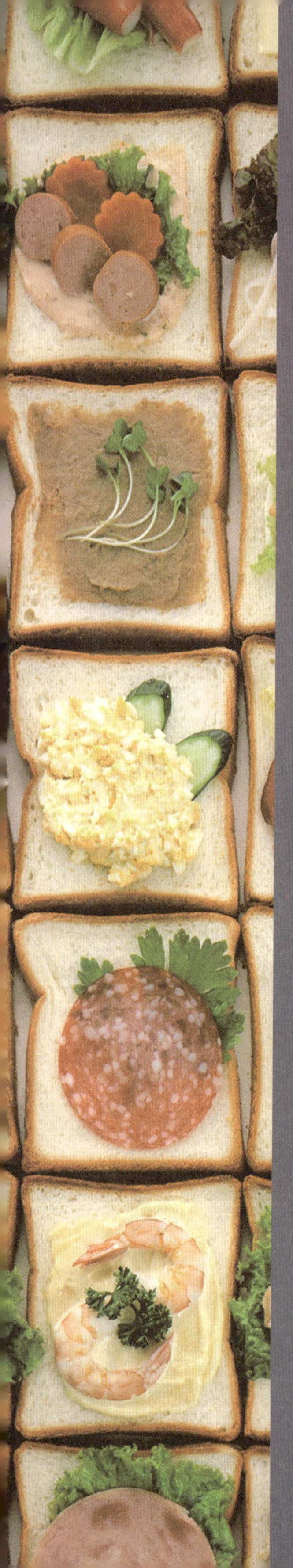

我的减肥食谱

星期一：早上全麦面包和豆浆，中午菠菜蛋花汤和馒头，晚上白米粥一碗。

星期二：早上蔬菜粥一碗，中午黄瓜两根，晚上苹果一个，酸奶一杯。

星期三：早上煮鸡蛋和牛奶，中午小米粥一碗，晚上黄瓜和蜂蜜水。

星期四：早上荞麦切片面包，中午清汤面一碗，晚上番茄一个。

星期五：早上鸡蛋和豆腐花，中午米饭和鱼肉，晚上绿豆汤。

星期六：早上果汁一杯和苏打饼干，中午拌面或者炒面，晚上酸奶一杯。

星期日：早上粗粮和纯豆浆，中午馄饨，晚上禁食。

运动是不可少的

早上和傍晚都要快走或慢跑，下午坚持一个小时的游泳时间，总之就是每天都要让自己动起来，看到汗水流下来后才会觉得有减肥的满足感。

我的努力得到了很好的回报，一个月，减掉了10kg，终于找到了在校园里的自信。

对于很多学生来说，她们有着很好的优势，暑假是实行减肥计划的大好时机，自己可以很自由地安排时间，集中减肥，所以也能取得很好的成效。

4 孕后妈妈产后减肥

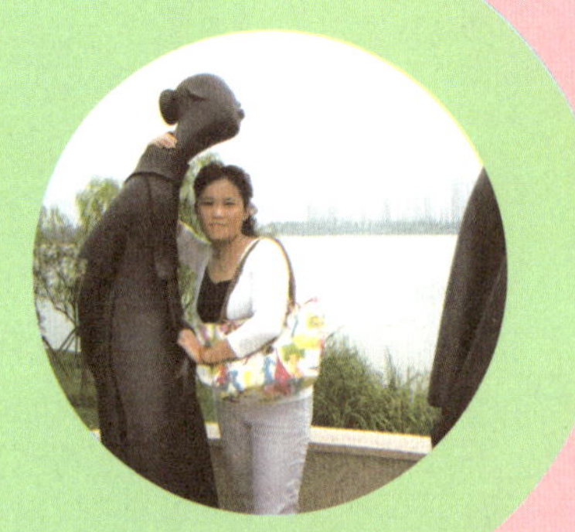

小娜——30岁，孕前体重是50kg，产后体重62kg。

生完小孩子后我的身材大不如前，这使我心情烦躁，特别是对着以前漂亮的衣服却穿不下的时候最让我郁闷，所以我查询了多方资料后拟订了自己的减肥计划，决心要重回以前的好身材。

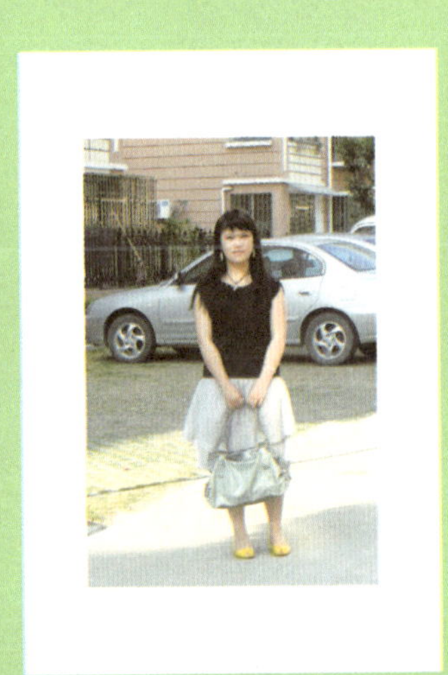

我认为正确饮食是关键

方法1：很多产妇坐月子期间都会过量进补，而这却是发胖的一大主因。因此，月子期间最好要重质不重量，均衡饮食才是健康的做法。

方法2：避免腌渍类或太咸的食物，因为它们很容易导致下半身水肿。平时可多吃绿豆、薏仁、冬瓜、山药等利水消肿的食物。

方法3：每口食物至少咀嚼20~30下再吞下，很快就会有饱腹感，而不会吃过头。记住吃到八分饱是最好的。

产后体质比较虚弱，锻炼应该循序渐进，先进行简单的舒缓运动，再逐渐加大运动强度与运动量。产后一个月内，应以室内运动为主，其后才可以逐渐延长户外运动的时间。室内健美操对于促进产妇产后体质恢复、尤其生殖系统恢复有明显的作用。产后一般在一星期后即可开始一些简单而轻柔的运动，每日两次，每次10分钟即可，尽量量力而行。

循序渐进地运动

1. 呼吸运动：平卧、双手置于身体两侧，吸气时扩胸收腹，两臂慢慢高举至床头，呼气时手臂和扩胸肌复原。

2. 抬头运动：平卧双手托头部，利用腹肌收缩力前屈颈部，使颈部接触胸部，重复数次。

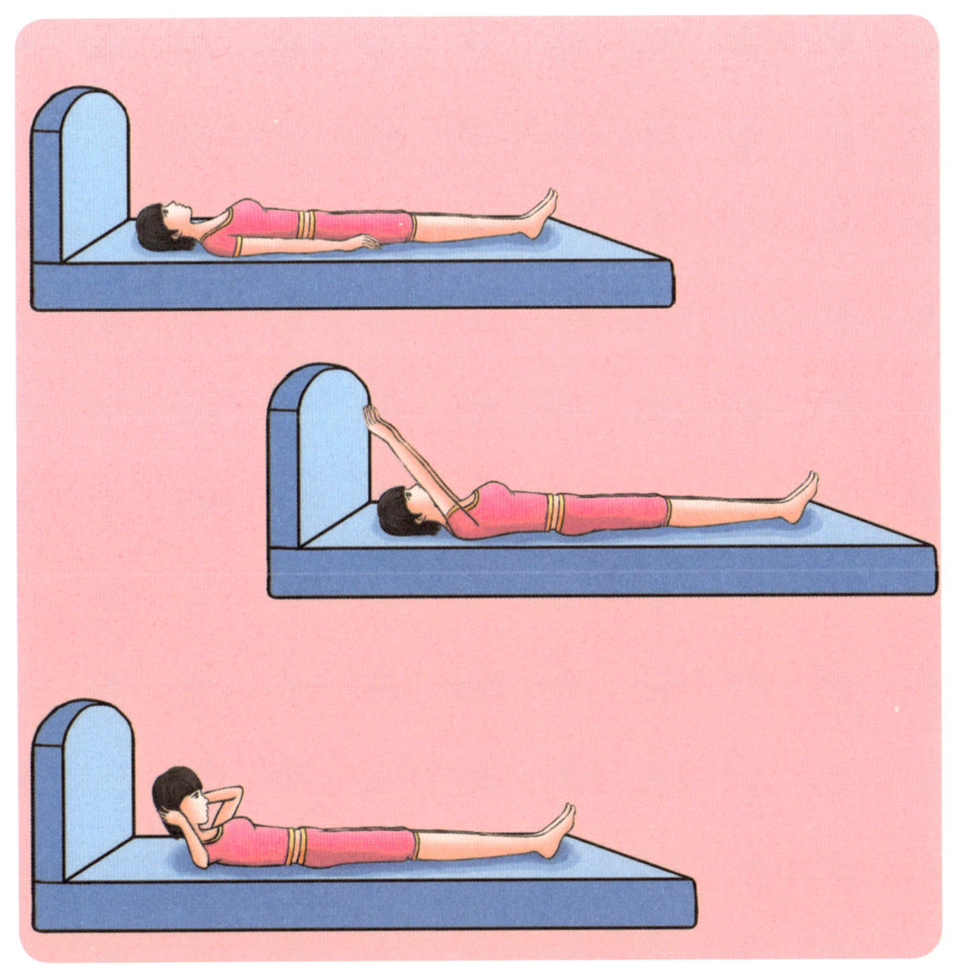

3. 屈腿运动：仰卧位，双臂置于体侧，双腿屈起，使大腿尽力靠近腰部，然后复原。

4. 仰卧屈膝运动：仰卧、双臂弯曲置于头下，双腿向下弯曲，放平，有节奏地运动。此运动一般在产后10天开始做，可预防子宫后倾。

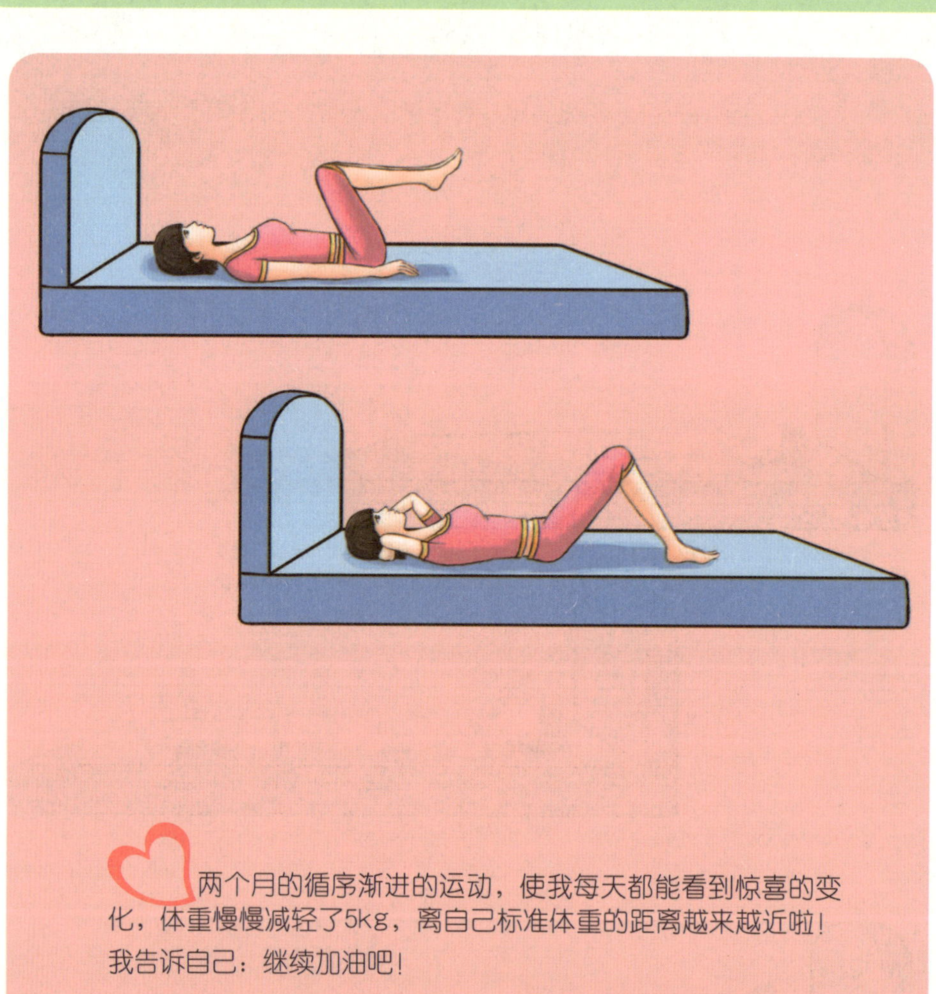

两个月的循序渐进的运动，使我每天都能看到惊喜的变化，体重慢慢减轻了5kg，离自己标准体重的距离越来越近啦！我告诉自己：继续加油吧！

5 平面模特黄瓜减肥法

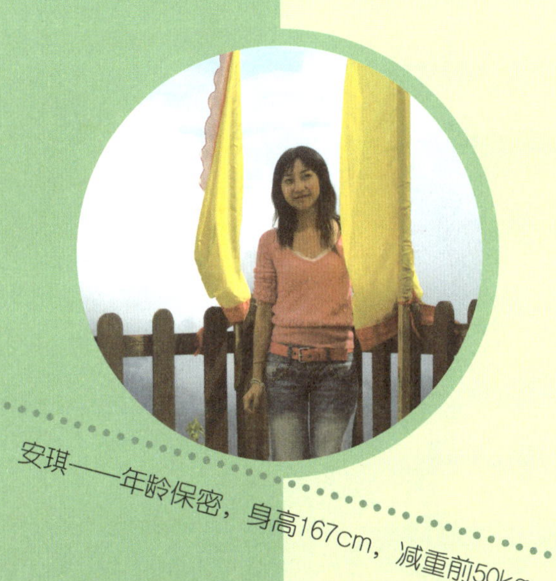

安琪——年龄保密，身高167cm，减重前50kg。

我是一名平面模特，因工作需要，必须时时刻刻保持完美的体型。但是，我又是个自控能力比较差的人，有时总是管不住自己的嘴巴，容易造成体重突增。我尝试了很多减肥法，最后终于找到了这个适合自己的快捷减肥法。

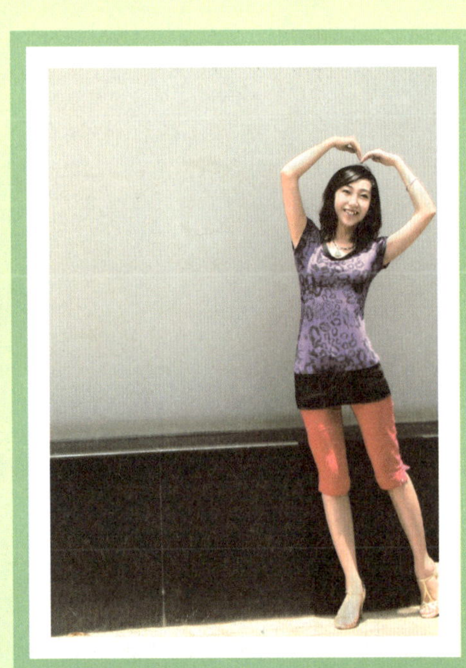

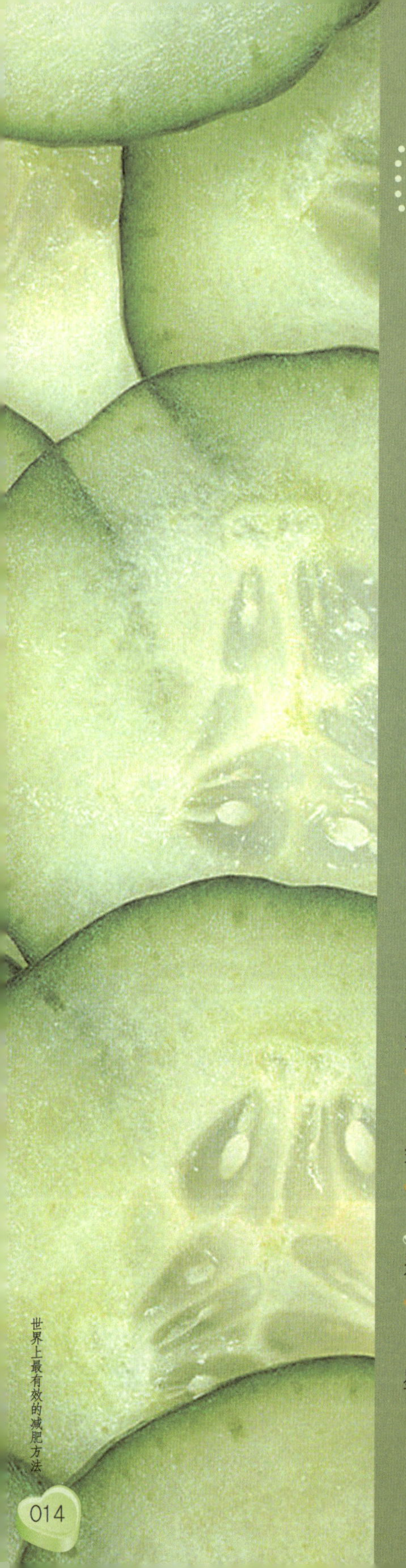

黄瓜既减肥，还美容

第1～3天　黄瓜鸡蛋饮食法

早上：白水煮鸡蛋一个，黄瓜一根，牛奶一杯。

中午：鸡蛋一个(可以吃茶鸡蛋)，黄瓜凉菜一份，鱼肉一份。

晚上：黄瓜两根。

第4天开始，就可以吃一些水煮或是清蒸的肉类还有青菜，但是不要放油。

下午4点以后，只能吃鸡蛋和黄瓜。可以喝豆浆和牛奶，建议早上喝，还可以吃一些水果，香蕉除外。

一个礼拜以后，饮食差不多就规律了，胃口也变小了，但是还要坚持不吃太甜、太油、太咸的东西，每天都吃根黄瓜。

当然还是要加上一些辅助运动

1. 采用两脚往前伸直的姿势，用两手抓握住脚尖，往身体方向拉引。

2. 一脚膝盖向内侧弯曲，用手握住另一脚的脚尖，慢慢往身体方向拉靠。注意膝盖不可弯曲。

3. 两脚张开，大约是肩膀的宽度，再慢慢蹲下来，尽量伸展后脚小腿肌肉。

黄瓜减肥法对于短期减肥有很好的效果，我一星期就减掉了3.5kg，继续坚持的话也不会反弹。

6 家庭主妇柠檬减肥法

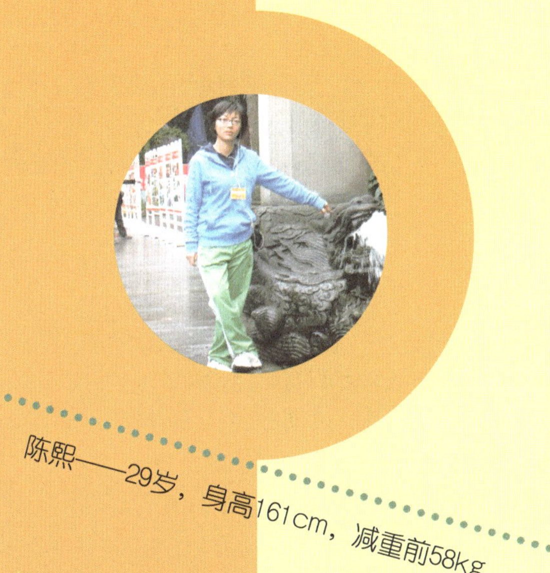

陈熙——29岁，身高161cm，减重前58kg。

结婚后，我在家做了一阵子家庭主妇，整个人都闲了下来，几乎很少出门，在家不是坐着就是躺着，只见体重不停往上增长。现在开始工作了，可是以前的职业装已经穿不上了，而体重却降不下去。后来使用有经验的同事推荐的这套柠檬减肥法后，在短短的一个月时间就瘦了2.5kg，所以我迫不及待地想把此法跟更多和我有同样苦恼的朋友们分享。

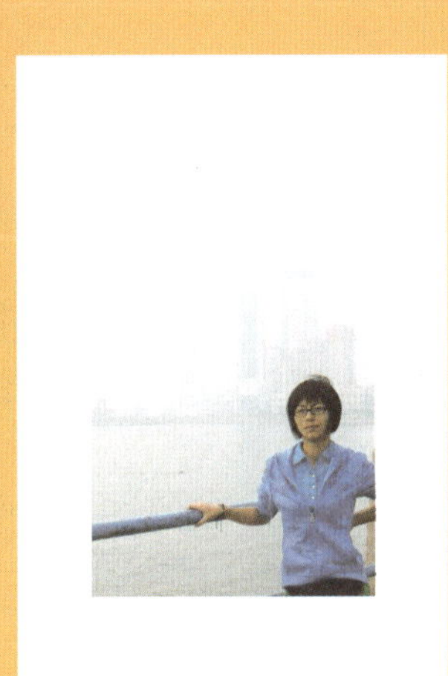

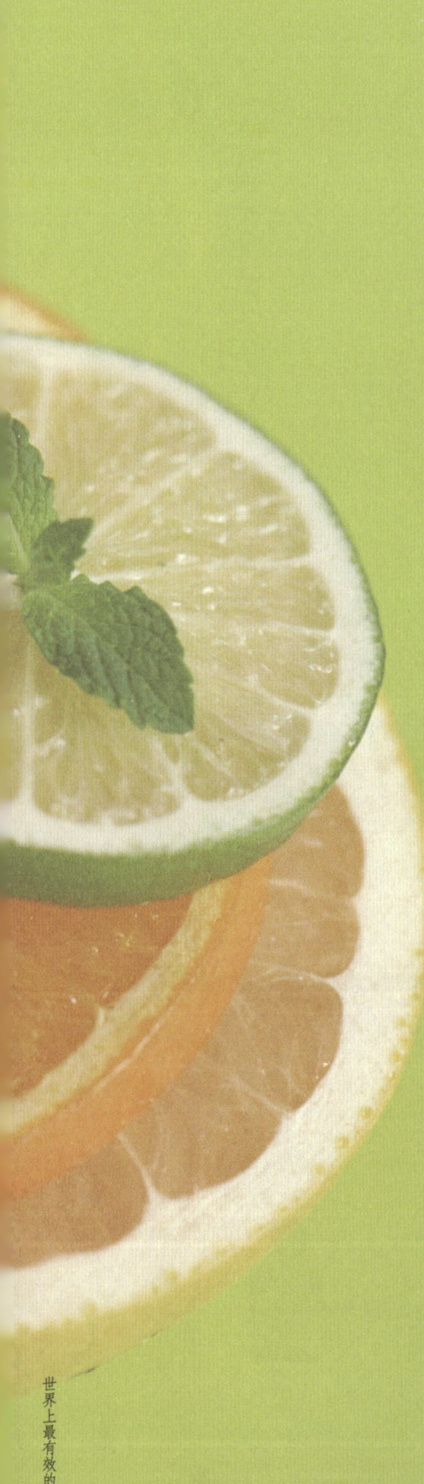

柠檬减肥的方法很简单：

1. 每天早晨第一件事就是将1公升的水里加上半个柠檬原汁，并置于冰箱里，因为温度较低易有清凉爽口的感觉。每日至少喝下3公升的柠檬水，不需特别节食或禁绝零食，但必须时时补充柠檬水。所以要及时补充冰箱里的柠檬水。

2. 每日必须搭配30分钟运动，如果没有充足时间的话也不必持续进行，分散时间进行就可有助于排汗，运动的目的主要是排除体内有害物质，使身体变得轻松。

其实我的柠檬减肥法特别简单，但是却有不小的作用，而且效果还非常明显，那是因为：柠檬水不仅可以解渴还可以冲淡想吃东西的欲望，因此可有效抑制不当饮食，再加上一天总共30分钟的运动，效果就会十分显著。

柠檬食谱的主要目的是让身体进行自我净化，溶解多余的脂肪，清除身体各种器官的废物和毒素，促进身体机能的新陈代谢，调整吸收平衡。柠檬水制作非常简单，在家和公司里都可以方便地使用，让自己全天都可以合理安排减肥计划，想不瘦都不行。

7 大家都称赞的番茄减肥法

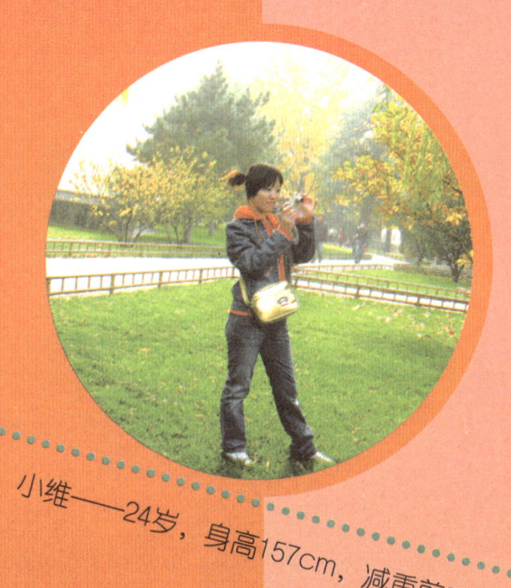

小维——24岁，身高157cm，减重前53kg。

我属于身材比较丰腴的女孩，大腿以下赘肉较多，自从使用了番茄减肥法，我成功地减掉了4kg肥肉。

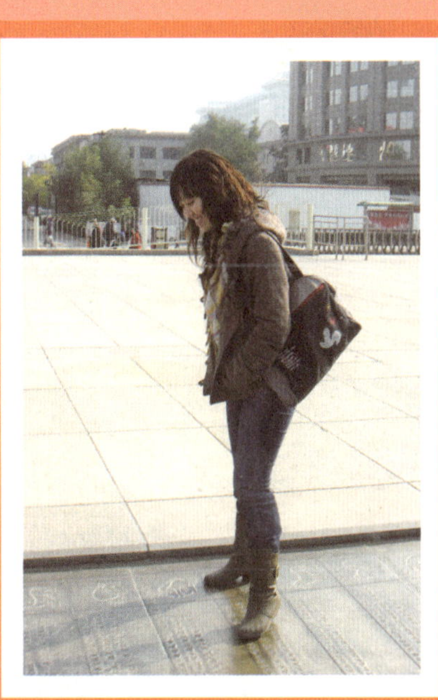

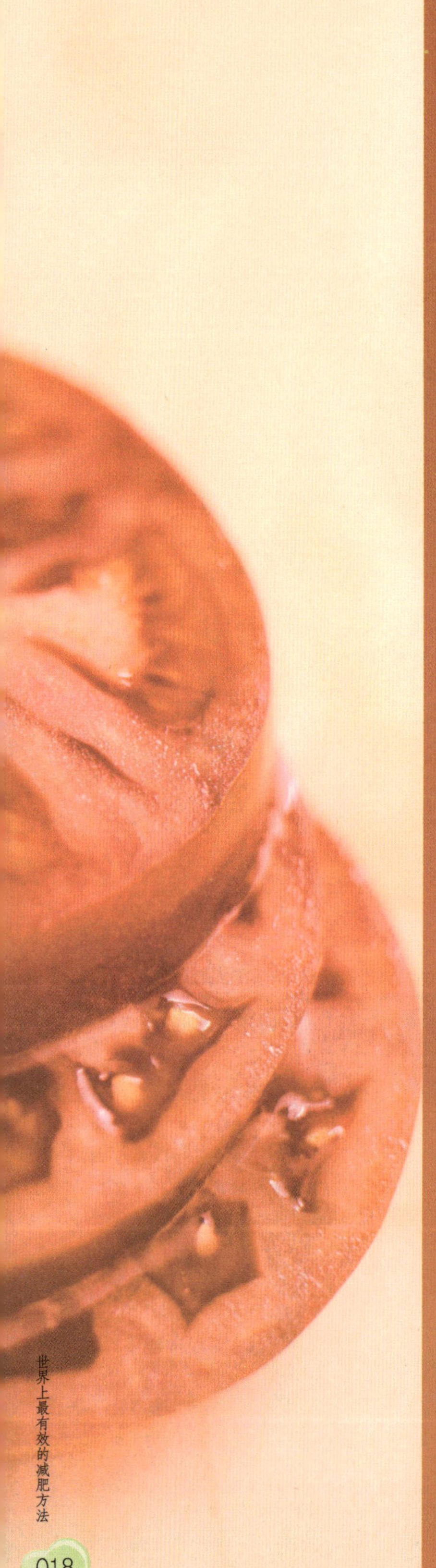

这是我从书上看来并且实践过的很有效的番茄减肥餐

早餐：一个番茄、一个水煮蛋、一个自己喜欢的水果。

午餐：先吃一个番茄，然后可以吃一个水煮蛋、一片全麦面包、一个喜欢的水果，一杯无糖的茶或咖啡。

晚餐：先吃一个番茄，然后可以吃根胡萝卜，去皮的鸡胸肉或清蒸鱼，一杯无糖的茶或者咖啡。

注意：晚餐一定要在7点之前食用，因为在睡觉前的4个小时内最好不要吃东西。

如此坚持一星期，即成功减掉了3kg，当然也要加上适量的运动才不至于让皮肤看起来松松的。

番茄热量极低，而且很好吃，每100g的番茄里只有16cal的热量，而一个250g的中型番茄，也才40cal。番茄的去油力特强，可以吸附肠道内多余的脂肪，再排出身体，达到减肥的目的。

在坚持了一星期之后，每顿饭前喝一杯300ml的现榨番茄汁就可以。但是一定要减少油炸和高热量的东西，想吃零食的时候，或者感觉到饿的时候吃小番茄代替。这个方法绝对可以减肥，不反弹是它最好的优点，我现在还加上了适量的运动，真是想胖都困难了。

不过体质属于湿寒的女生要少吃番茄，因为它属于寒性食物。

8 三天蜂蜜断食法

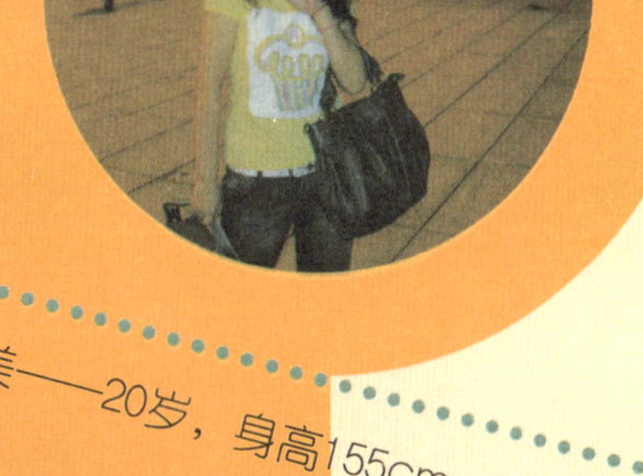

小美——20岁，身高155cm，减重前57kg。

我属于超重的体型，整个人看起来比较臃肿，觉得自己跟名字一点也不相符、一点也不美，我也因此自卑起来，只觉得减肥行动势在必行。后来经过不少减肥实验后找到了适合自己的减肥法，并取得了很明显的效果，一个月的时间减掉了5kg，不过我还在继续，目的是不想体重再反弹。

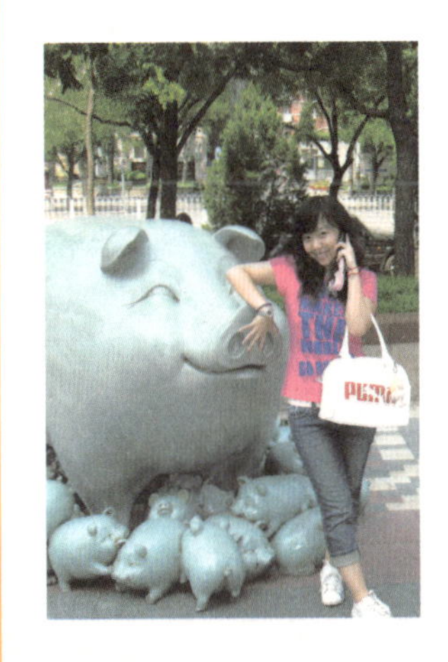

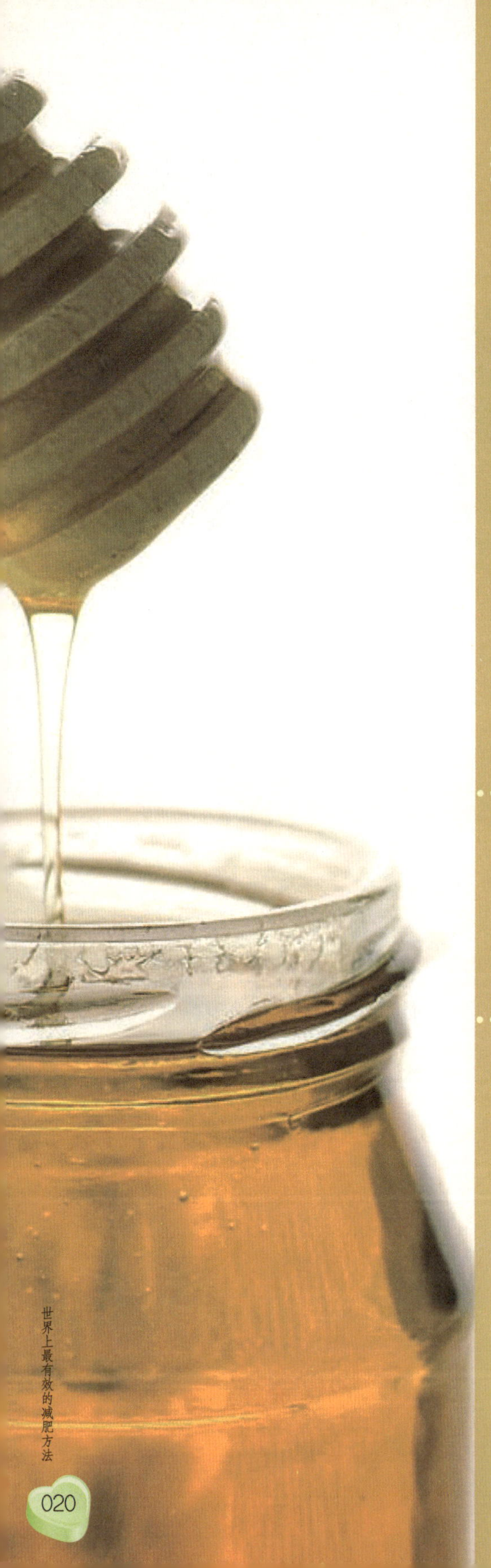

蜂蜜减肥基本法

每天早、中、晚三餐均以蜂蜜水代替，整个过程中不能吃其他东西。每天可以食用150～200g蜂蜜，这样才有减肥之效。感到饥饿和疲乏的时候，可以喝蜂蜜水，能即时补给身体养分，恢复精神。

第一天

早餐：蜜糖水一杯

午餐：蜂蜜茶两杯、一汤匙蜂蜜

下午茶：两汤匙蜂蜜或者一杯蜂蜜水

晚餐：蜂蜜玫瑰花茶一杯

第二天

早餐：蜂蜜茶一杯

午餐：蜂蜜薄荷茶一杯，两汤匙蜂蜜

下午茶：蜜糖水一杯

晚餐：蜂蜜红茶一杯、一汤匙蜂蜜

第三天

早餐：蜜糖水一杯

午餐：蜂蜜柑橘茶一杯

下午茶：一汤匙蜂蜜

晚餐：蜂蜜玫瑰花茶一杯

三天减肥法对于过胖的人是比较理想的减肥方法。每月可实行3次，如体重超重不严重，每月可进行2次，至少也可减轻4～5kg。如果体重比较理想，只是想防止回弹的话，就可进行2天减肥法，一个月实行2次就可以了。如果想要调理肠胃、排毒的话，每周可进行一天蜂蜜减肥法，效果都会比较明显。

我采取的是每月进行3次的三天减肥法，同时也进行了一些简单的体育锻炼，仅仅一个月的时间就成功减掉了5kg。蜂蜜断食法还可以很好地排除身体的毒素，清理肠胃。其实每个人每个星期都可以进行适当的节食或者断食，只是身体素质不佳的人最好不要轻易尝试。

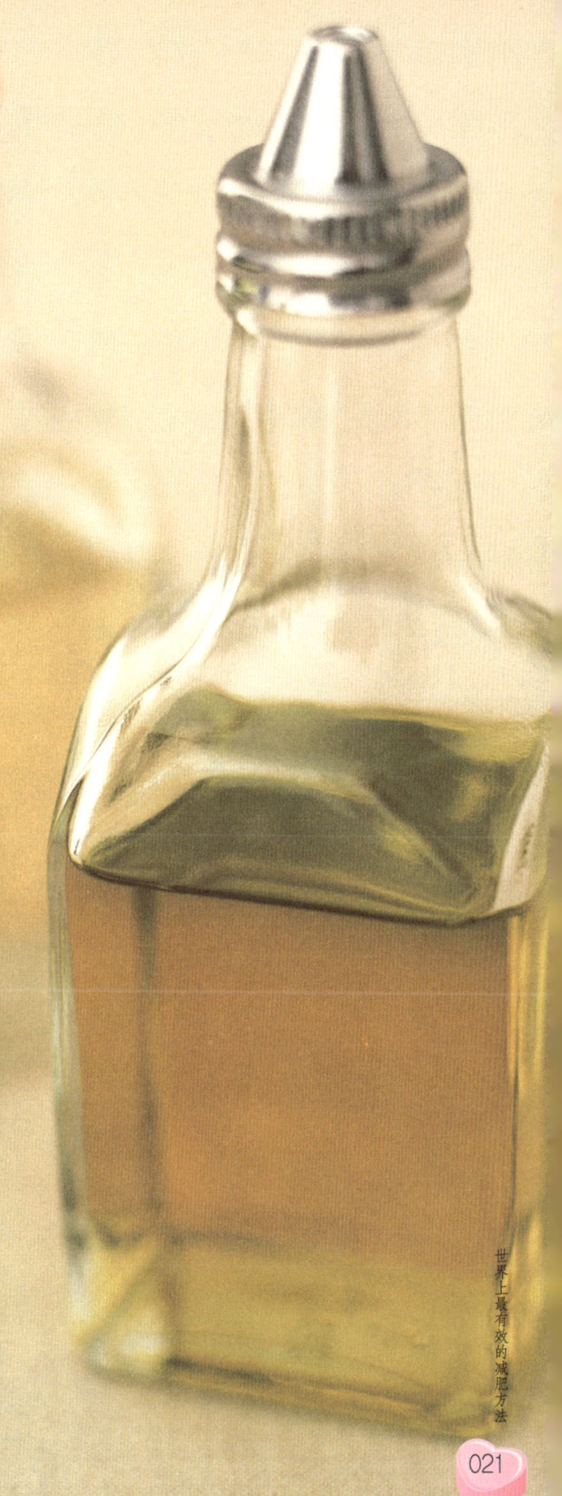

9 过午不食法

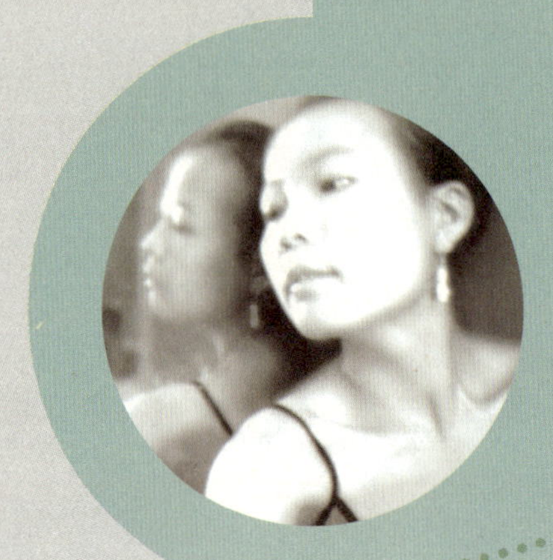

小琳——21岁，身高166cm，减重前59kg。

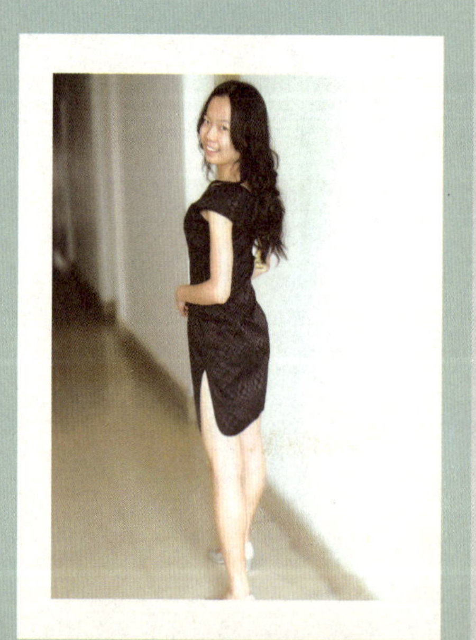

我是喝水都会胖的类型，虽然平时也坚持做运动，但是只要一不注意，大吃一顿或是吃点小零食时，体重就会急速上长，最后我采取了过午不食法来减肥，才将体重控制住。

过午不食法顾名思义，就是过了中午两点后不再吃东西。

1. 早餐可以吃得丰富一点，再外加1～2份水果。午餐吃饱一点，不要太油腻，加1～2份蔬菜及1～2份水果。下午2点过后不吃东西，但可以喝些温白开水，没加糖的热咖啡或茶。若刚开始不习惯可以在下午4～5点间，吃一个白水煮蛋或者水果。

2. 若有吃夜宵的习惯可以在晚上10～11点间喝一杯低脂热牛奶，或者无糖豆浆。

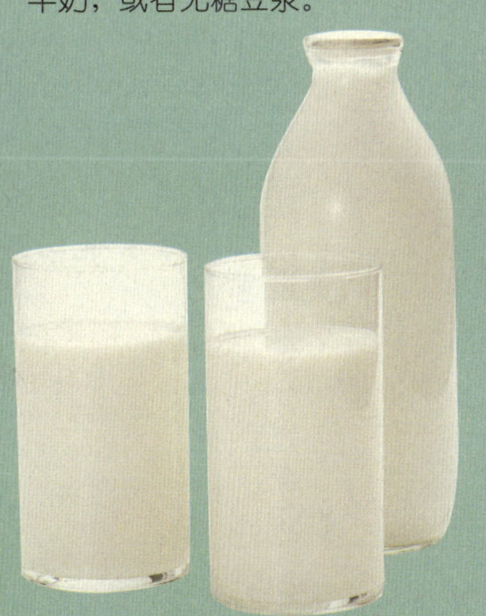

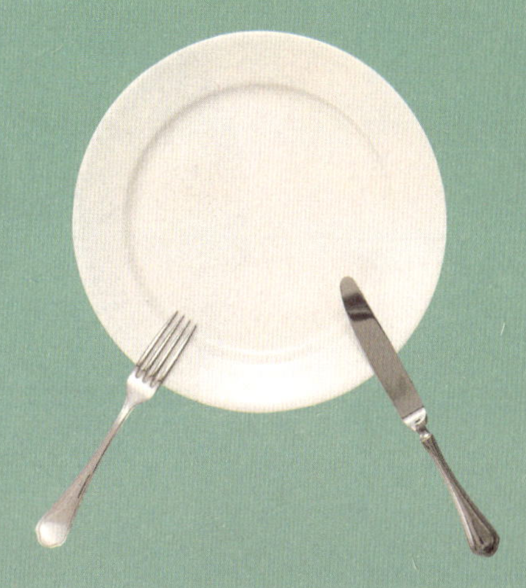

ps 不适合过午不食法的人群：

(1)低血糖的人；
(2)年龄太大者；
(3)在使用胰岛素者；
(4)肾脏病病人；
(5)病态性肥胖者。

过午不食法很适合我，在一个月的时间内成功地减掉了6kg，同我一样情况的姐妹们可以试验一下。

10 普洱茶减肥法

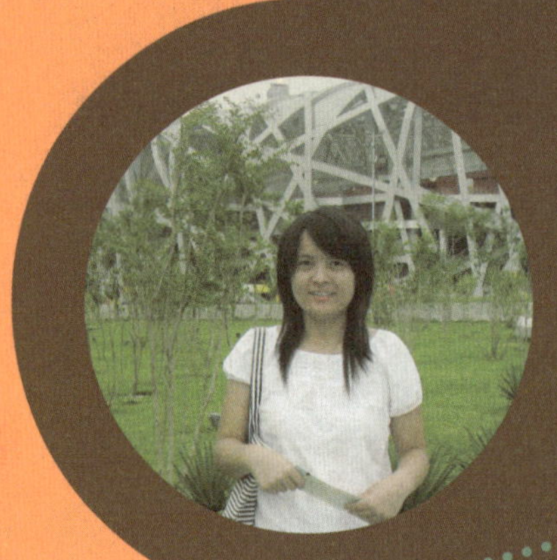

玲子——19岁，身高160cm，减重前53kg。

我的主要问题是小腹很突出，我觉得问题应该是出在身体内的毒素积聚得过多，不能很好地排除。所以我的主要任务是排毒。我给自己制定的减肥法是：饮茶排毒法。

我的减肥早餐：

1.起床后，用约6g的普洱茶，以100ml沸水浸泡半分钟，空腹饮用，以便排除一晚的毒素。

2.早餐以后，以50ml沸水浸泡原茶1分钟，再加入250ml的鲜牛奶饮用。

我的减肥午餐：

1.大约6g的普洱茶以100ml沸水浸泡半分钟，饭前喝。

2.午饭正常食量，只是不可油腻，以清淡为主。

3.饭后半小时，以50ml沸水浸泡原茶1分钟后饮用。

我的减肥晚餐：

1.与平时饭量一致。

2.饭后半小时，用6g普洱茶以50ml沸水浸泡半分钟后饮用。

3.口渴或感到饥饿时，加沸水泡茶饮用即可。

要注意：

1.一日三餐要定量、准时，并且不可加餐，特别是夜间千万不要吃夜宵，这可是减肥的大忌。

2.喝普洱茶后会较快感到饥饿，因此切勿增加食量，感到饥饿时就喝普洱茶。

3.普洱茶中可加蜂蜜、玫瑰花、菊花、桂花等来调剂口味。

普洱茶有助于排毒，能够很好地清除体内垃圾。如果能适当控制饮食，并且配合普洱茶的话，就能够看到不错的减肥效果。我坚持了一星期后就减掉了2.5kg，决定坚持下去，就用普洱茶来维持自己的苗条身材。

11

谷物减肥法

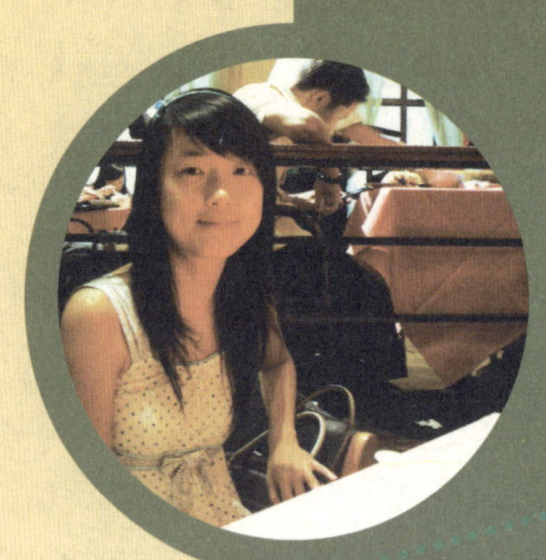

圆圆——18岁，身高161cm，减重前55kg。

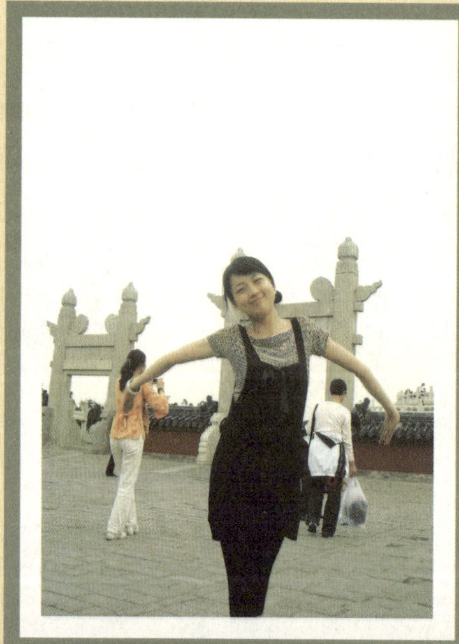

我特别爱吃零食，嘴总停不下来，体重也在一天一天地见长，强迫自己节食是很难做到的，所以我找到了一款可以靠吃东西来减肥的方法。我这样坚持了一个星期，减轻了2kg，并且身体所需的营养也都没有丢失，小米黑豆粥还起到了美白的效果，让我看起来更水灵可爱了。

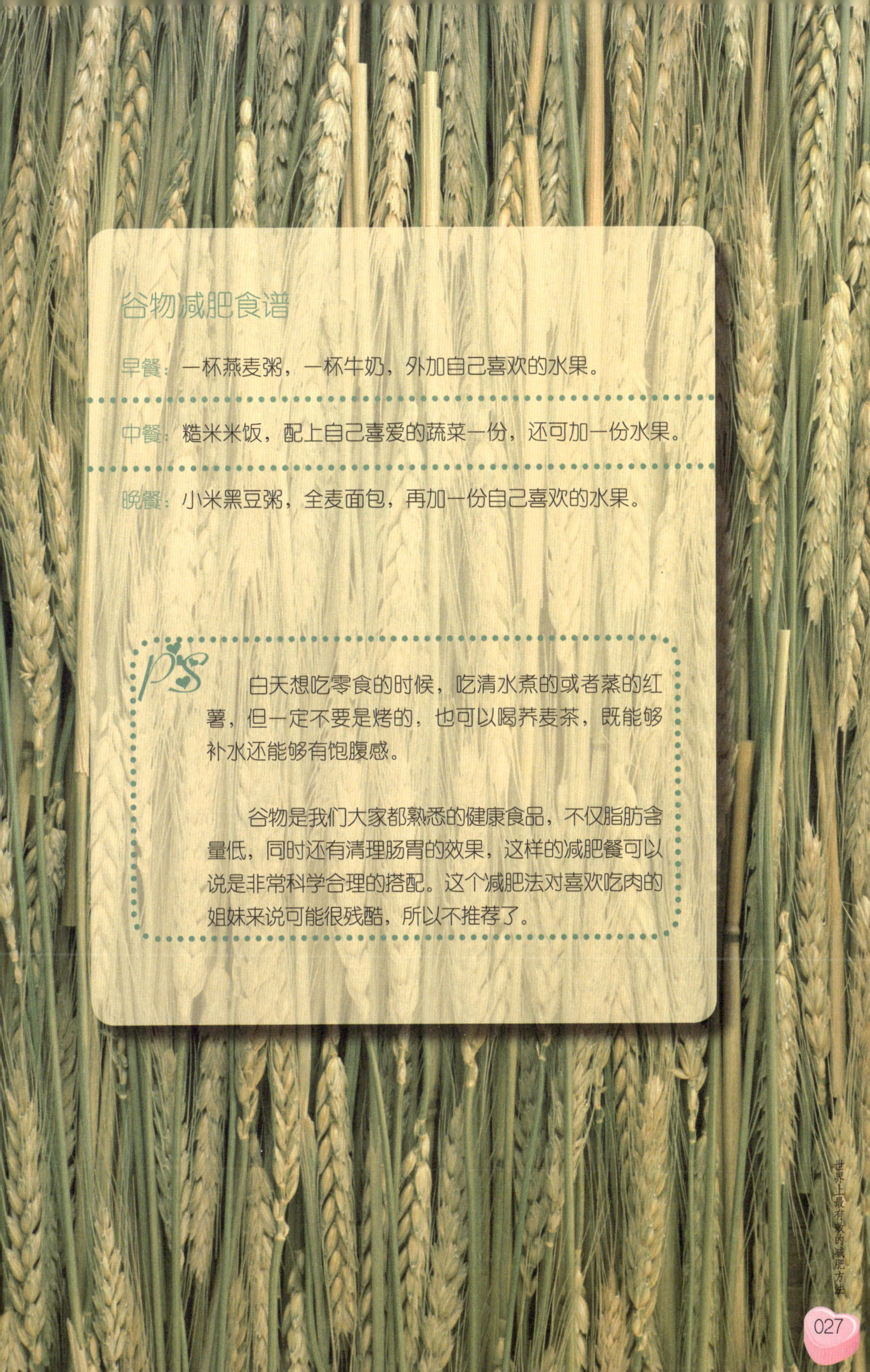

谷物减肥食谱

早餐：一杯燕麦粥，一杯牛奶，外加自己喜欢的水果。

中餐：糙米米饭，配上自己喜爱的蔬菜一份，还可加一份水果。

晚餐：小米黑豆粥，全麦面包，再加一份自己喜欢的水果。

PS

白天想吃零食的时候，吃清水煮的或者蒸的红薯，但一定不要是烤的，也可以喝荞麦茶，既能够补水还能够有饱腹感。

谷物是我们大家都熟悉的健康食品，不仅脂肪含量低，同时还有清理肠胃的效果，这样的减肥餐可以说是非常科学合理的搭配。这个减肥法对喜欢吃肉的姐妹来说可能很残酷，所以不推荐了。

12 懒人苹果三天减肥法

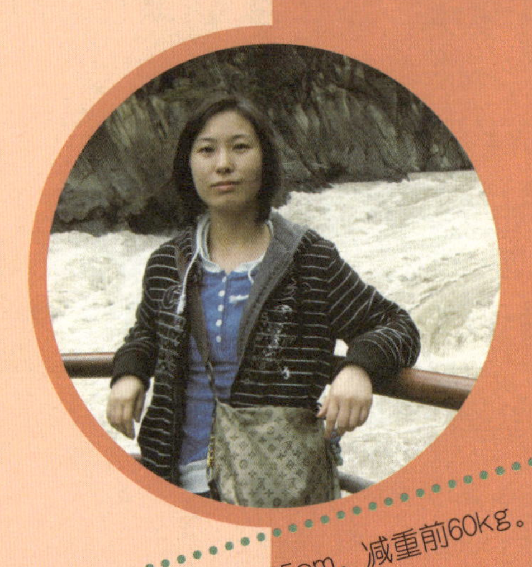

安安——27岁，身高165cm，减重前60kg。

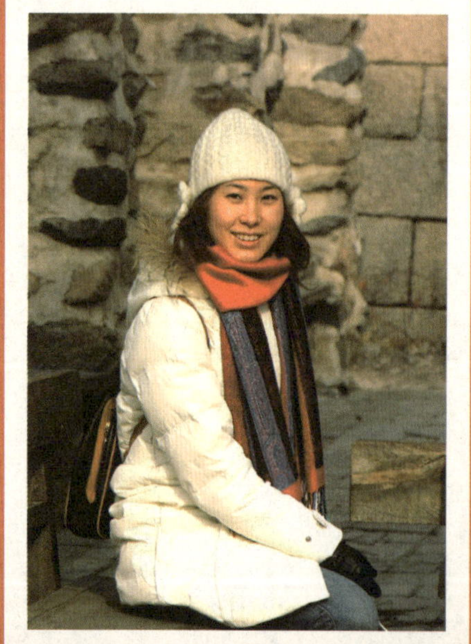

我属于比较懒惰的人，特别不喜欢运动，所以脂肪不知不觉地就布满了全身。后来我使用了最常听说、最简单的减肥法帮助自己在10天里瘦了3kg，再加上控制饮食和每月一次的苹果减肥法，我现在已经减重到52kg了。

来看看这套常听到的减肥法吧！

苹果三天减肥法

1. 连续3天只吃苹果，不吃别的东西。
2. 按照三餐的时间吃苹果，或是肚子饿就吃，吃饱为止。
3. 不管什么种类的苹果都可以，不过，最好吃红苹果，因为青苹果比较酸，会刺激肠胃。
4. 苹果要吃新鲜的，最好洗净削皮，避免农药残存。
5. 在这3天内，口渴时只能喝白开水。
6. 减肥期间的肠胃会很敏感，所以不能喝红茶、咖啡、绿茶、乌龙茶等饮品。
7. 减肥期间，如果出现便秘问题，可以在第三天晚上喝一两汤匙的橄榄油润肠，促进体内积蓄的毒素排泄。

三天后的饮食要点

3天的苹果减肥结束后，肠胃会很柔嫩，味觉也很敏感，而且胃会变小，所以第四天开始，饮食要慢慢恢复，不能一下子就吃很多食物，尤其不要吃零食。恢复饮食的头3天，最好先从吃粥、吃豆腐等开始。总之，减肥后恢复饮食时，食物要清淡而且不要过量，这样，减肥的效果才会持续。

苹果减肥等于身体消化系统的大扫除。如果你真的很胖，想要做一次苹果减肥就恢复身材是不可能的。最好每一两个月就进行一次，直到减至理想体重为止。

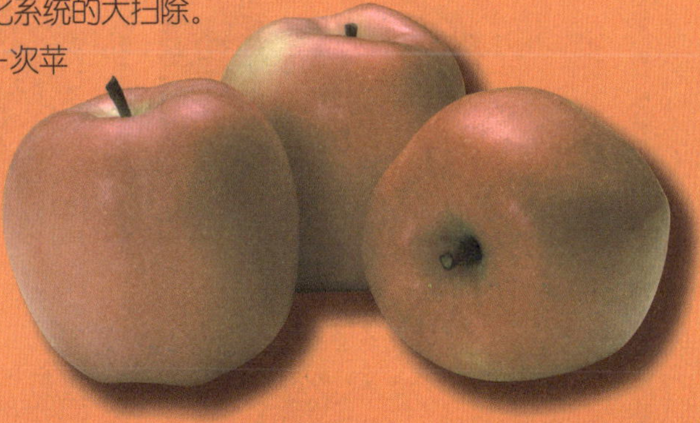

13

看电视减肥法

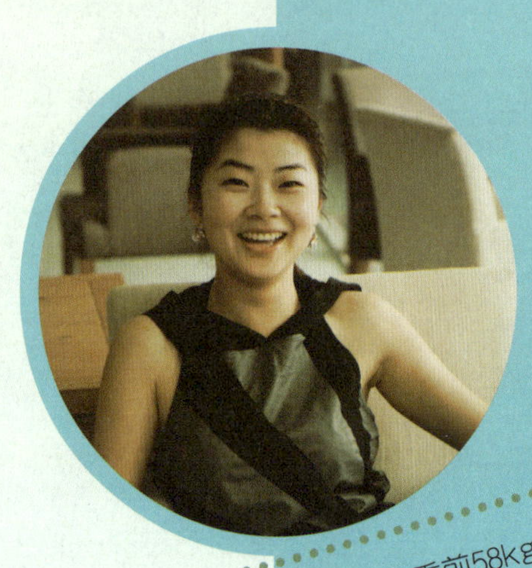

香香——22岁，身高170cm，减重前58kg。

我是典型的“电视小零嘴”，下班回家后喜欢窝在沙发里看电视、吃零食，然后睡觉。由于缺少运动，小腹赘肉非常明显，背部及大臂处的赘肉也明显松弛。后来在电视里看见有人介绍这种减肥办法，就尝试着做。经过两个月的“看电视”减肥行动后，不仅减掉了5kg赘肉，连看电视吃零食的习惯也改掉了。

1. 沙发俯卧撑

主攻部位：胸膛、手臂和小腹

以俯卧撑的姿势靠在沙发侧边，手掌在肩膀的下方，双腿伸直，双脚着地，以臂宽的距离分开。

背部保持挺直，小腹收紧，弯曲手肘放低身体，胸部向沙发靠。

伸直手臂，把身体推起来。重复15次。

减肥的运动随时随地，看电视的时间可千万不能浪费哟，做到电视减肥两不误才是我们的终极目标。我的“电视减肥法”成功地让我减掉了5kg，坚持不懈的努力一定会看到效果的。最后我要提醒大家：一定要记住看电视的时候不要吃零食啊！

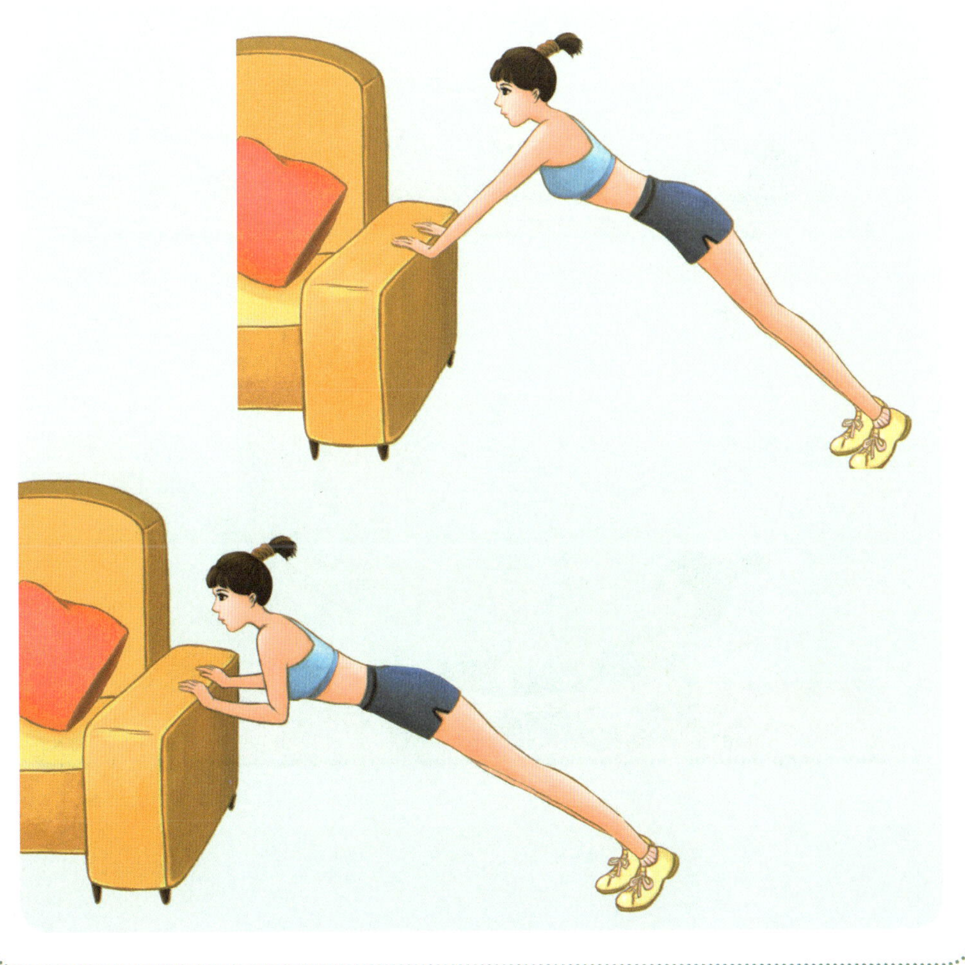

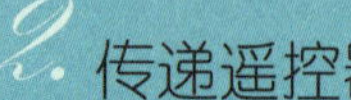

2. 传递遥控器

主攻部位：小腹及腰部两侧肌肉

脸朝上躺在地上，双膝弯曲，小腹收紧，用右手握着遥控器。

左膝盖弯曲90度，抬起右腿伸直。抬起上身，身体扭向左侧，右手绕过左腿。

把遥控器从右手送到左手，慢慢放低身体。换一侧身体重复动作，每一侧各重复12次。

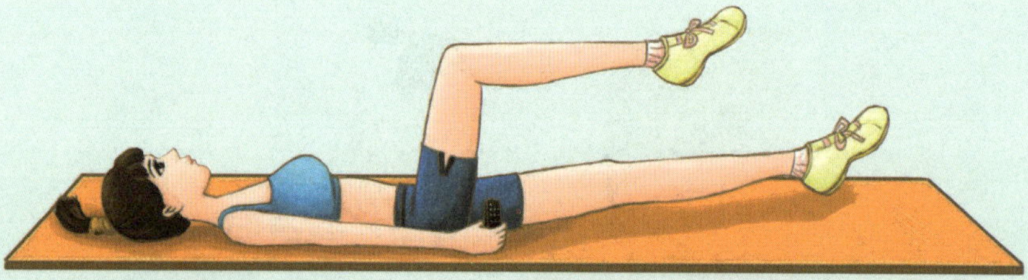

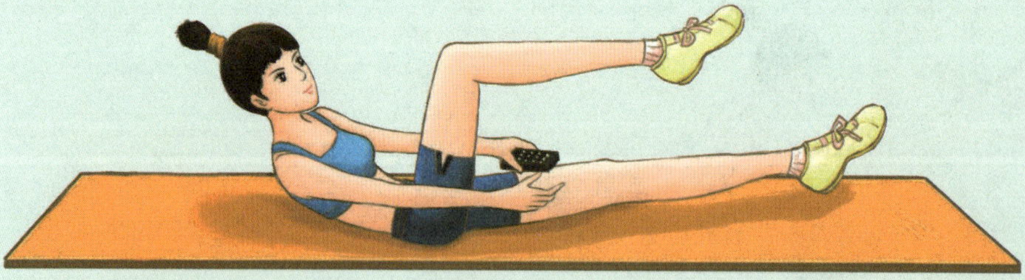

3. “溜冰”

主攻部位：小腹

把枕头放在地上。

站在枕头右边，双脚以臀宽的距离分开，膝盖轻微弯曲。

抬起左脚，单腿下蹲，保持左腿膝盖在脚趾的后方。跳过枕头以左脚着地，把右手放在左脚脚趾上。

每一侧各重复动作10次。

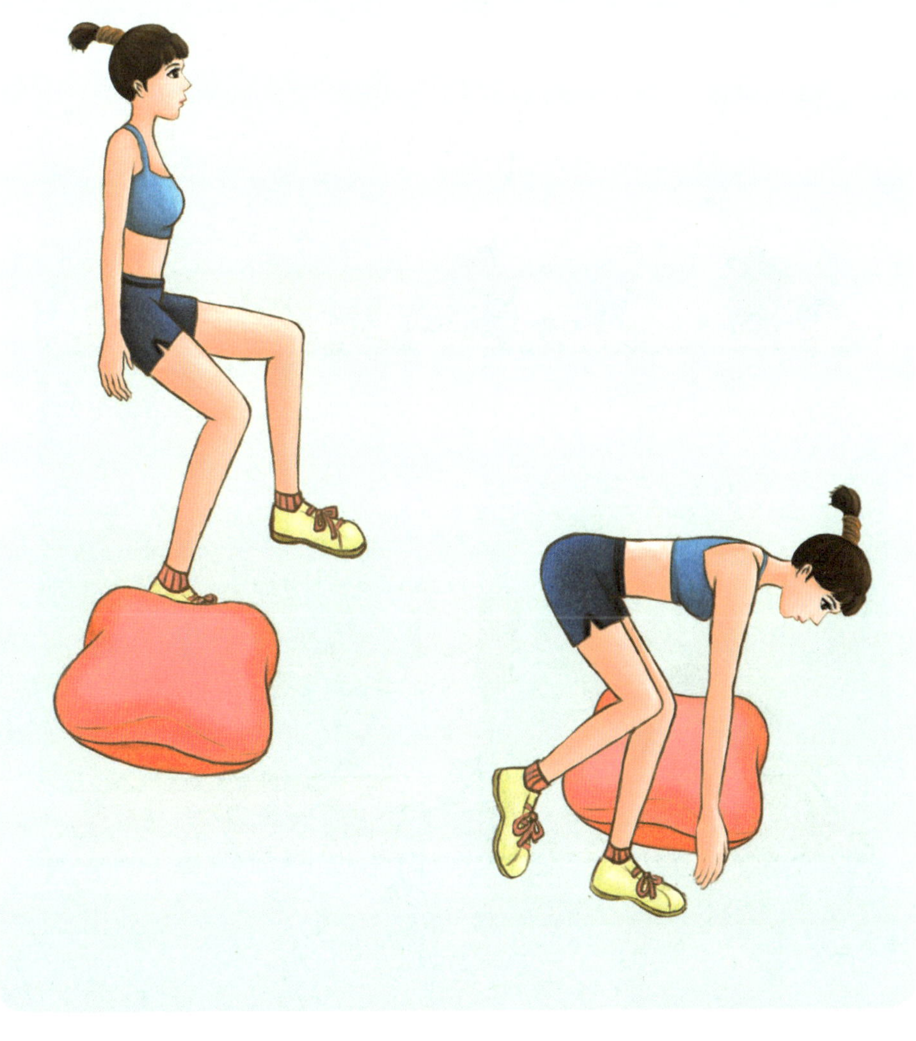

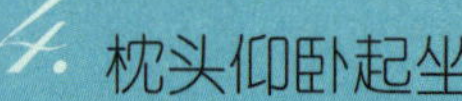

4. 枕头仰卧起坐

主攻部位：小腹和大腿内侧

脸朝上躺在地上，膝盖弯曲，双脚并拢，小腹收紧。

把枕头夹在两膝盖之间，抬起双腿离开地面，膝盖90度弯曲，令大腿与身体垂直。

把双手放在头部后方，呼一口气，尽量抬起身体，双腿夹紧枕头。保持手肘向外，目光向上。

吸一口气，放下头部。重复15次。

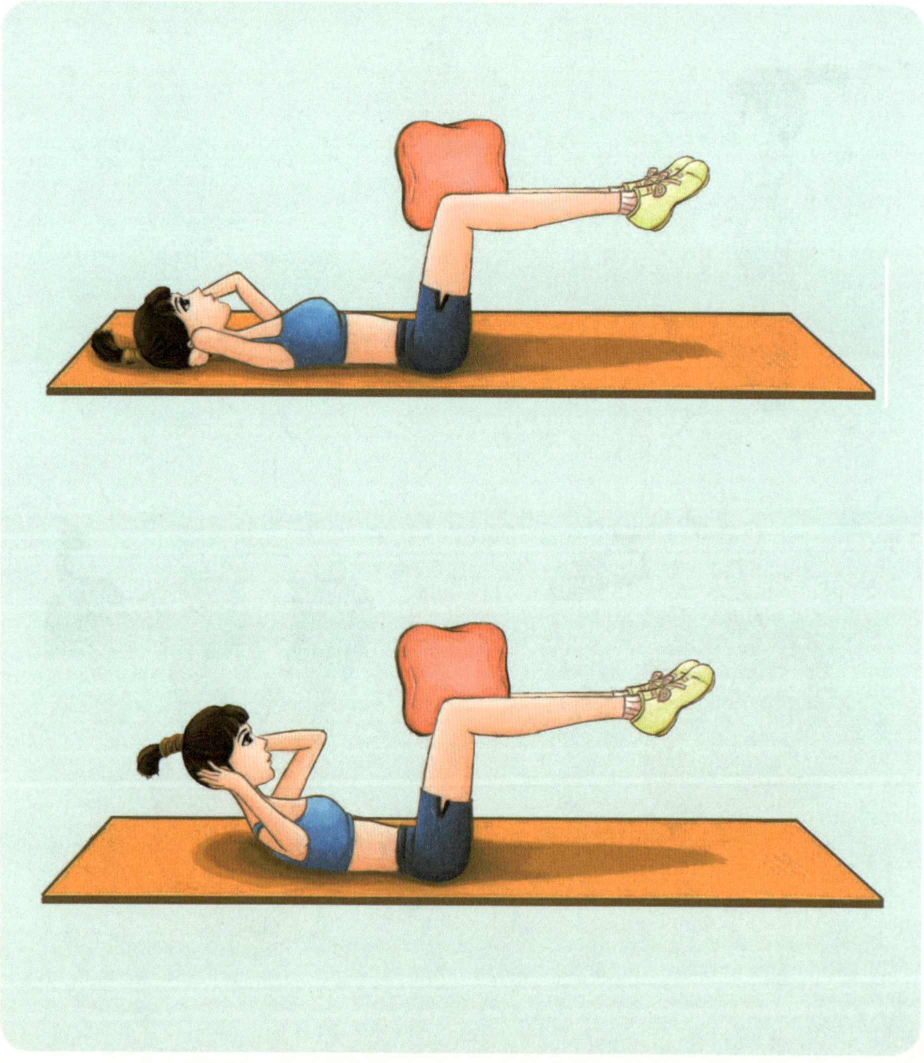

5. 触地箭步蹲

主攻部位：臀大肌、腿筋及股四头肌

A——双脚以臀宽的距离站立，小腹收紧，把枕头放在前面离自己大约一步距离的地方。

B——左腿往前跨步蹲下，膝盖要在脚趾后方，双手把枕头举起来。

C——左腿用力，带动身体站起来。抬起左脚，同时把枕头举到头顶。保持动作，呼吸一次。重复10次，换一侧身体再做。

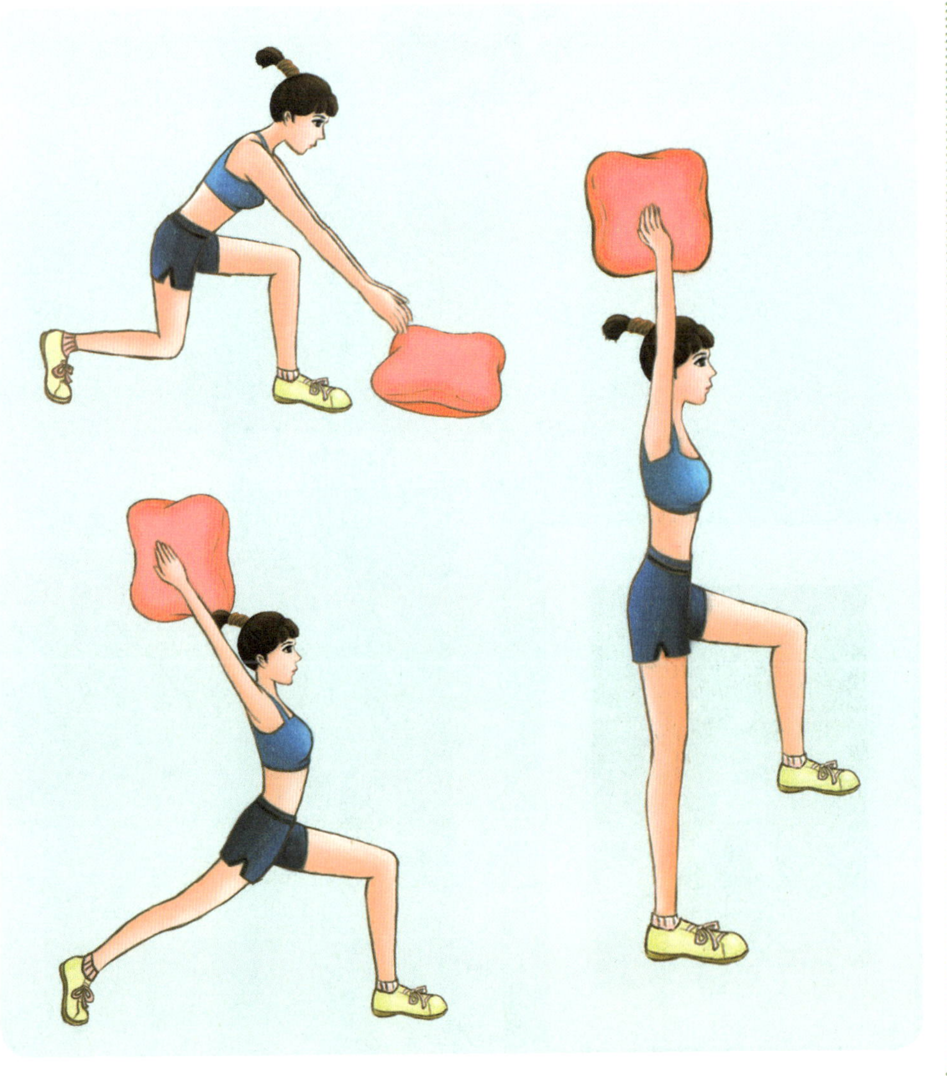

14 睡前运动减肥法

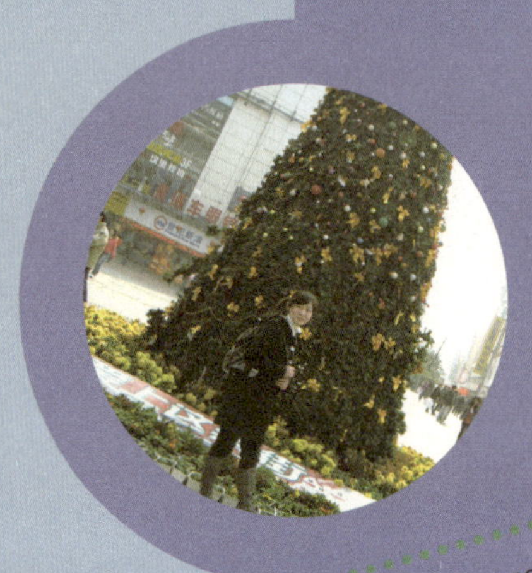

李莉——22岁，身高161cm，减重前56kg。

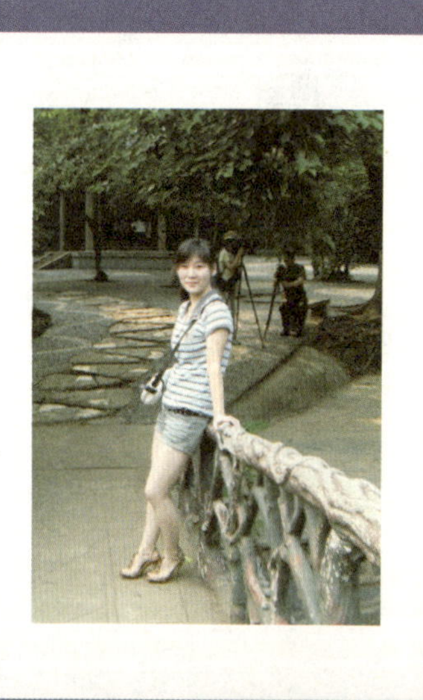

我是个公认的较懒的女生，如果让我清晨跑步的话我宁可长肉，所以一直是个别人口中的"小胖猪"。由于最近恋爱了，我对自己的体重开始关注，虽然还是改不掉懒的毛病，但是我却找到了适合自己的睡前减肥法。经过28天，我成功地减下了6kg，达到了自己理想的体重，不过还得坚持下去，抵抗反弹。睡前运动减肥法其实就是一些简单的运动。

1. 靠墙站：背靠墙壁，注意三点要贴紧墙，一是头部，二是臀部，三是脚部，这三点与墙完全靠紧，抬头挺胸。对了，要用脚尖着地，坚持3分钟吧，蛮容易的！坚持就会有不错的效果。

2. 仰卧起坐：把腿伸直，身体成一条直线，用腹部的力量使自己上半身慢慢抬起，大概起来45度就可以了，但一定要注意，腿部与脚一定不要动，要与床或地面贴紧，做20次吧！收腹仰卧起坐有讲究。

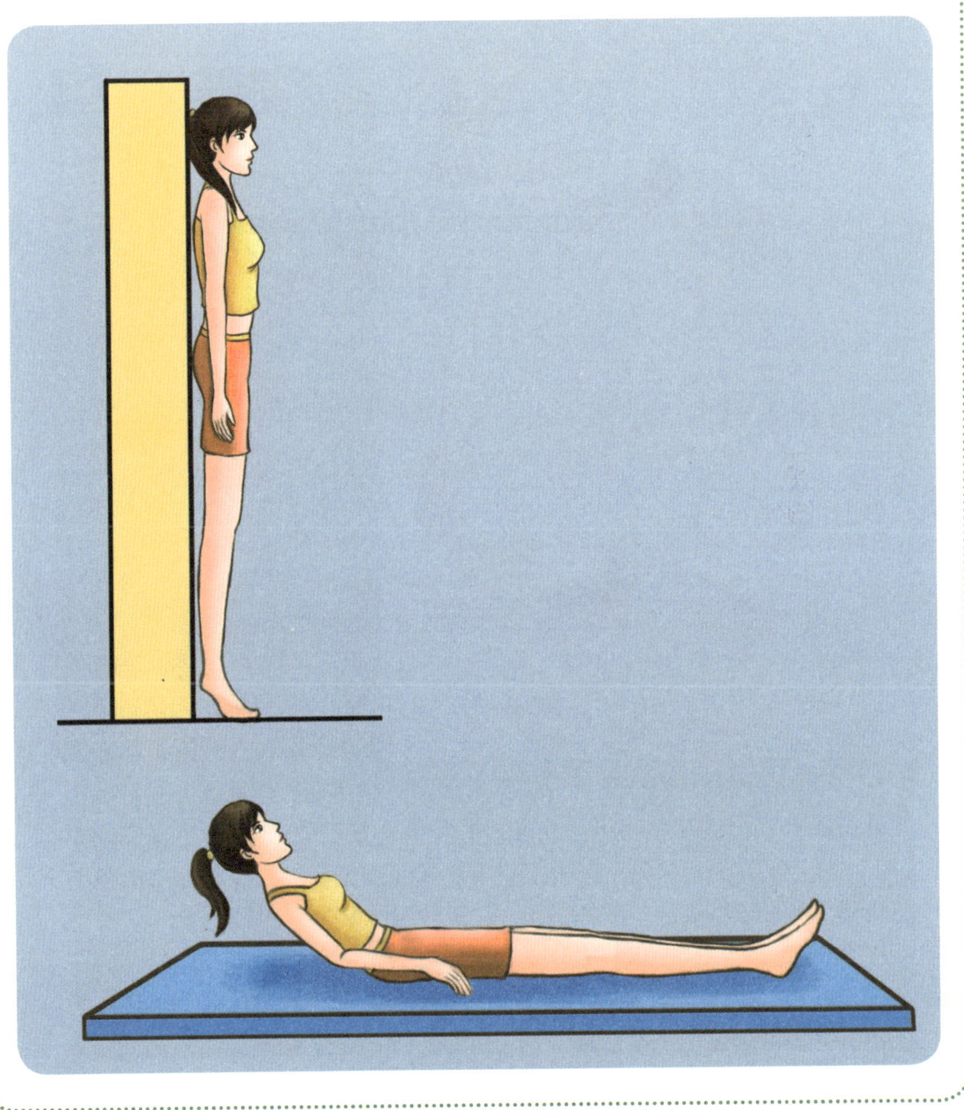

3. 空中脚踏车：做完仰卧起坐后，不要休息，继续做运动，把腿抬起，与上半身成90度，然后像骑脚踏车一样，在空中双腿交互运动，做50下吧！

4. 做完以后，尽量将腿往上伸，让身体越少接触床或地面越好！最好只用头部与肩部支撑，坚持3～5分钟吧。

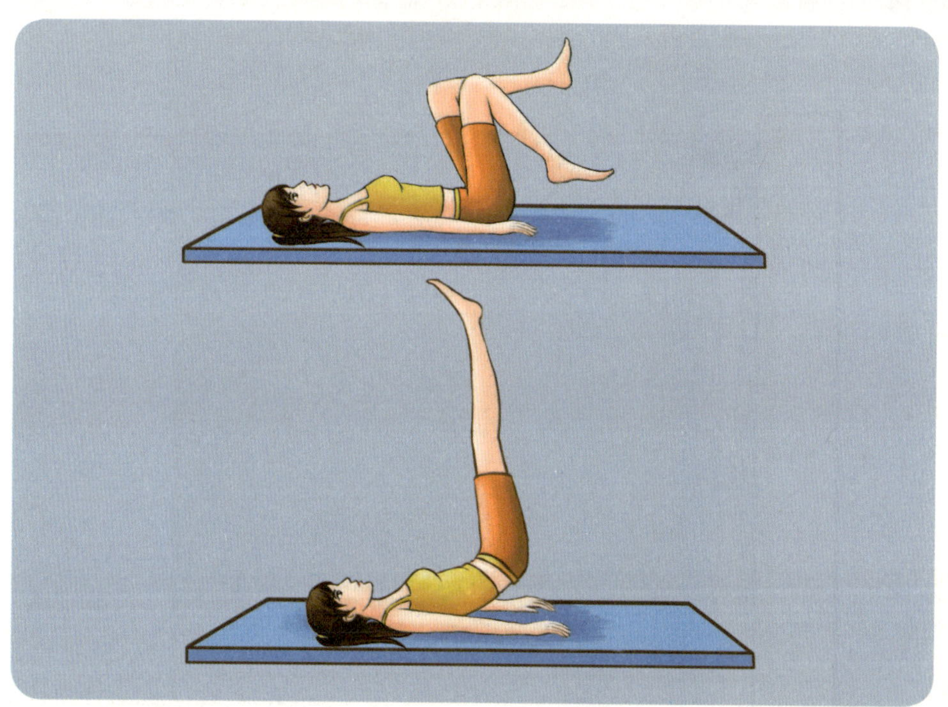

好了，可以放下腿了，全身放松，大力地吸几口气吧，休息一下，想象一下，自己现在是一个身材苗条的美女，你喜欢的人正在向你表白，你正在试着一身非常显身材的衣服……慢慢地，你就进入了梦乡！注意2～4条运动都可在床上完成，很简单吧！这个方法适合生活有规律的MM，如果做完之后，你再来一个滋润面膜就更好了，放松心情睡一个美容觉。这样善待自己的举动，一定会给你意想不到的回报。

TIPS：晚饭，一定要在睡前4个小时之前吃，也就是说，睡前四个小时之内绝不能吃任何东西。

15 呼拉圈减肥法

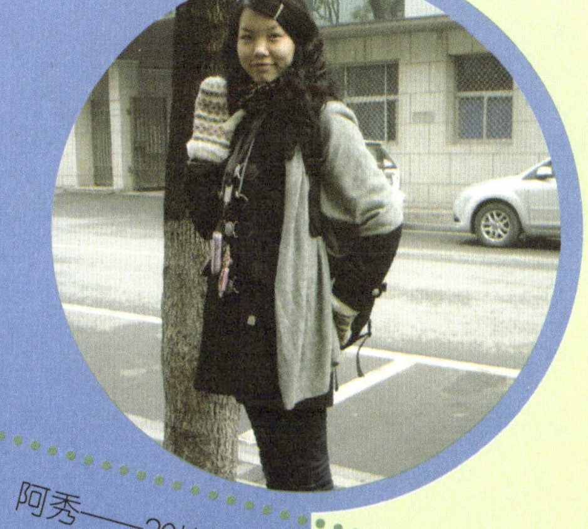

阿秀——20岁，身高165cm，减重前60kg。

我是典型的苹果身材，小腹臀部肉肉的，不喜欢跑步，不喜欢跳绳等运动，后来进行了朋友推荐的呼拉圈减肥法后，体重减轻了3kg，整个体型由苹果变成了“苹果核”，“终于有腰啦”这是我发出的感叹。将近一个半小时的呼拉圈减肥法，要求很简单：使用一个1.35kg的呼拉圈进行锻炼。

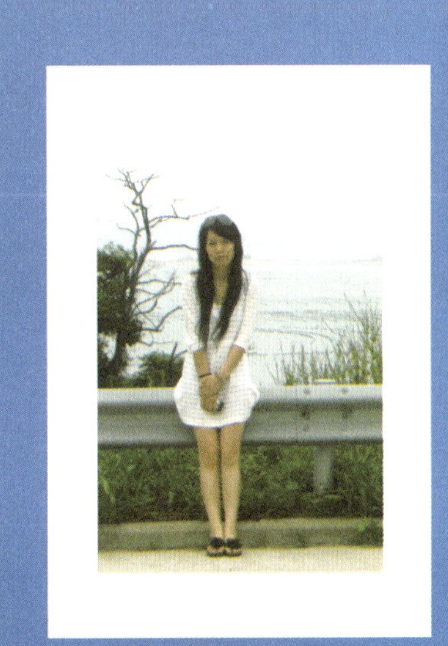

有氧四步走

1. 做3分钟的热身运动。

2. 把呼拉圈放在臀部转5～10分钟。

3. 双脚以肩宽的距离站立，脚趾稍微转向左。把呼拉圈立起来放在左脚旁边，左手抓牢呼拉圈顶部。抬起右腿伸向右侧（与臀部同高或者尽量地高）；同时，滚动呼拉圈离开身体，伸展右臂过头顶。身体的每一侧各重复做12次。

4. 把呼拉圈放在臀部转5～10分钟。

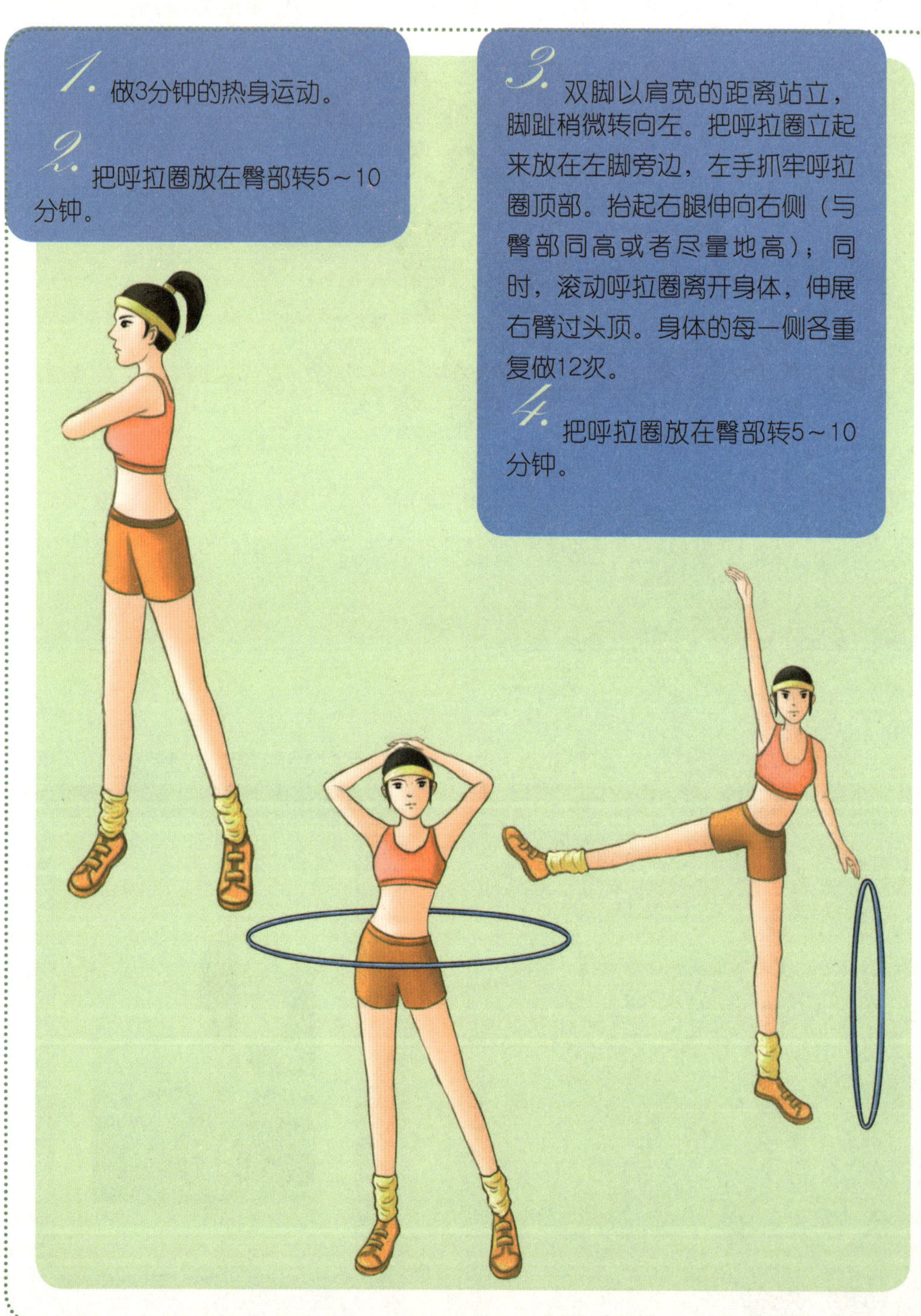

5. 双脚以肩宽的距离站立，脚趾指向前方，双手像握方向盘那样握着呼拉圈放在身体前方。抬起左腿伸到左侧，同时把“方向盘”也转向身体左侧，重复两次。然后用右腿也做两次上面的动作，这样算完成一次完整的动作。把整个动作重复12次。

6. 把呼拉圈放在臀部转3～5分钟。

7. 身体稍微向左转，伸展右臂使右手能触摸到呼拉圈的左侧，同时抬腿让右脚趾也触到呼拉圈的左侧。换一侧再做一次，把整个动作重复12次。

8. 把呼拉圈放在臀部转3～5分钟。

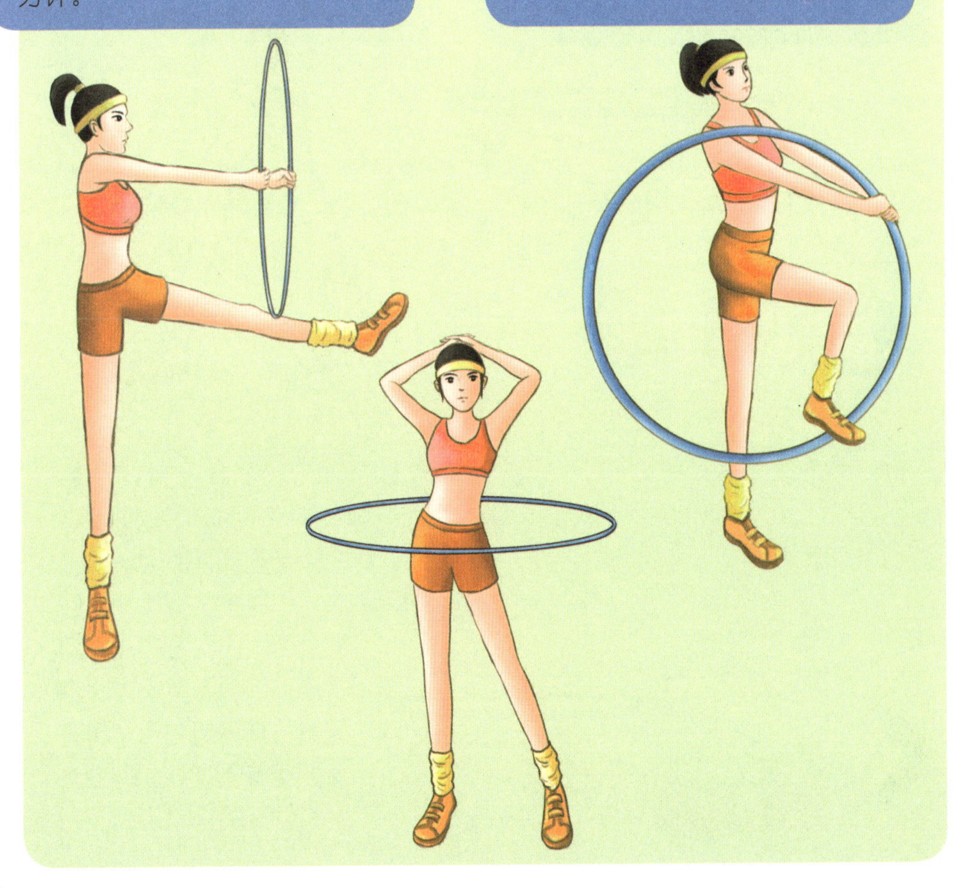

9. 脸朝上平躺在地面上，双腿抬高到与地面成90度角。用左手拿起呼拉圈停在空中，把双脚轻轻地放在呼拉圈的末端。（注意保持大腿与地面垂直）把右手放在头部下方，轻微地抬起肩胛骨，（背部不能动）然后把大腿放低到离地几英寸的地方，最后慢慢回到起始的姿势。重复12次之后，换侧再做。

10. 走动3分钟让身体放松下来。（不要忘了做伸展动作）

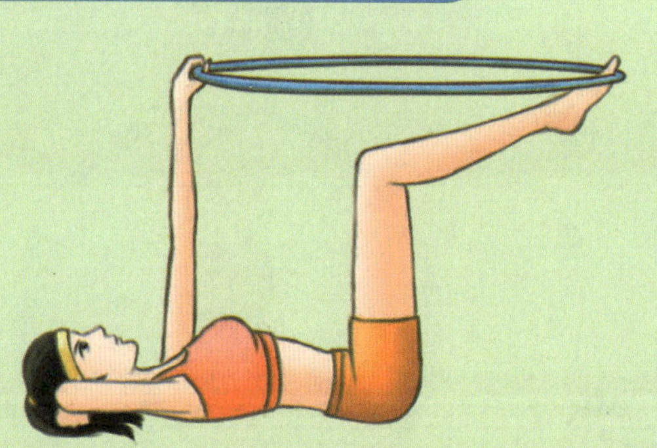

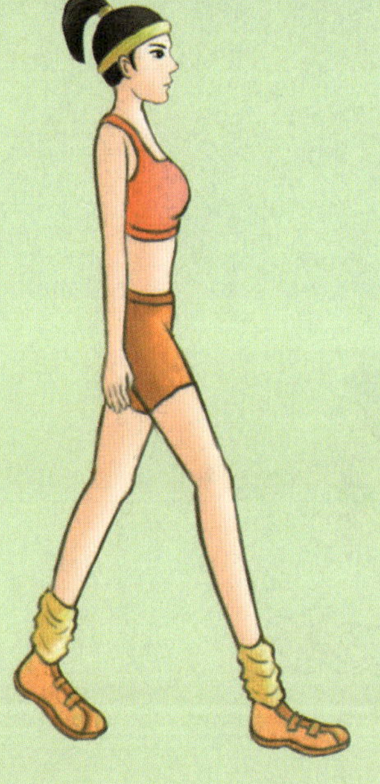

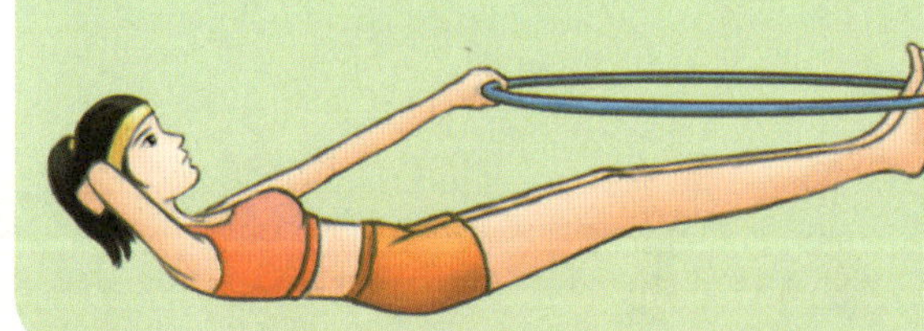

瘦人永远不能够真正体会“肥胖”对于一个人的摧残，也不可能体会到痛苦而漫长的减肥持久战！作为天生体质易胖的人，要付出更多的耐心和决心。所以，如果你决定和我一样开始减肥，请一定要坚持下去！你的付出会有回报的！

16 快乐有氧运动法

欣欣——20岁，身高160cm，减重前52kg。

我其实不算胖，只是胳膊和腿看起来不纤细，后背的肉也比较多，因此我想让自己看起来更轻盈一些。我是个比较喜欢运动的人，所以我选择了运动减肥法，而且都是充满着乐趣的有氧运动，这样人不会感到厌倦。坚持了两个星期后，我就成功减轻了4kg，整个人看起来也轻盈了不少。

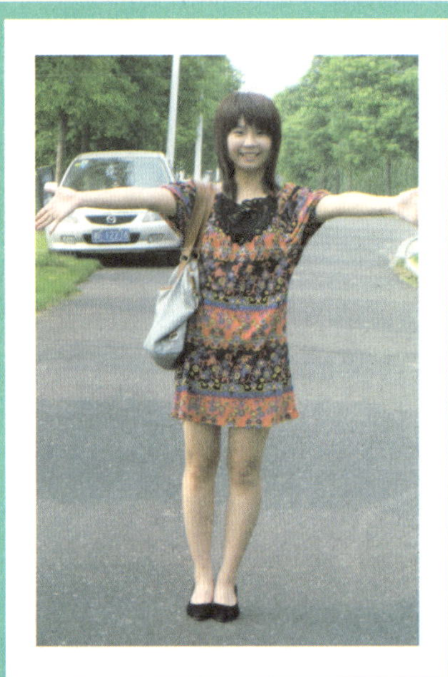

每天12分钟的自由泳

游泳运动，每周进行3次，就不用担心肥胖的困扰。游泳运动是消耗热量比较大且又节省时间的最好选择，而自由泳的运动量又比较大，只需要12分钟就能消耗掉大量热量。

每天慢跑40分钟以上就能消耗不少热量

有氧运动能充分燃烧体内脂肪，并不断输送氧分到身体各部分，是一种很好的消耗热量的减肥方法。慢跑属于有氧运动，进行20分钟后，体内的脂肪开始燃烧，就能达到减肥的效果。

每天跳1小时的舞

使身体各部分都得到活动的芭啦芭啦舞。只需认真地舞动一个小时即可消耗836cal，这也是一天消耗的最高量。每天跳舞后，全身都感觉变瘦。一天一次，对身体也十分有益。

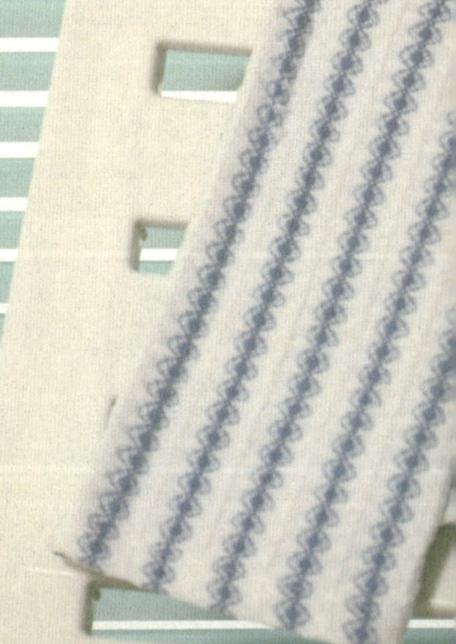

以上方法并不是要你每天把它们都做完，而是根据你的实际条件和时间来选择。适当的时候，可以在一天内做两种运动，不过不能经常这样做，以免身体疲劳。最后我要说，贵在坚持。

17 告别梨形身材

小霖——22岁，身高158cm，减重前53kg。

我属于上半身细瘦，下半身肥胖型。全身的赘肉主要集中在臀部以及大腿。我的这一套动作针对下腹部和臀部，使其变得紧实，在经过一个礼拜的魔鬼式运动后，我摆脱了3.5kg赘肉，大腿瘦了3cm。最后我要说：有针对性的运动还是十分见成效的。

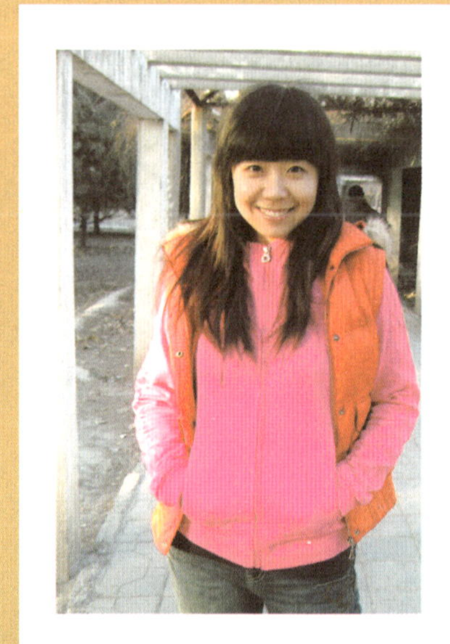

告别梨形身材的练习

1. 每天坚持50个仰卧起坐，放松全身，做完后拍打大腿肌肉50下。
2. 每天坚持左右腿各50个垂直举腿，可间接交换着做。
3. 每天坚持举两个2.25kg的哑铃，左、右臂各30次。
4. 每天坚持弹跳75下，手臂同时保持向前平行伸直。
5. 针对臀部及大腿的赘肉，可做蹬自行车的动作，每天坚持做半个小时。
6. 每天坚持做100个高抬腿运动，运动中掌握好节奏，呼吸就不会太累。

除了这套主要针对下半身的减肥运动方法外，饮食也是需要注意的，要尽量少喝饮料，每餐吃8分饱就可以了。就这么简单，全在这套方法里面，大家只需照着做就可以轻松减肥了。

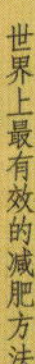

18 瑜伽减肥法

薇薇——24岁，身高161cm，减重前54kg。

我属于没有身形的肉感类型女孩儿，我给自己定的减肥目标是：通过运动锻炼来使自己的身材变得有形。我选择的是家庭瑜伽，方法简单，场地随意，可以随时进行练习。3个星期的时间，我成功地减掉了2.5kg赘肉，而最主要的是整个人看上去像是瘦了一大圈。

我介绍给大家的是可以在家进行的瑜伽练习。

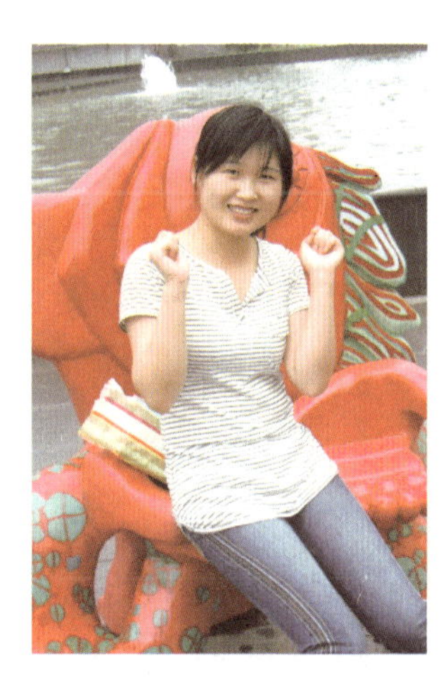

1. 坐在楼梯(床沿、硬椅子边)上，双脚分开平放在地面上，抓住楼梯边缘，抬双腿与臀部同高。保持姿势，双脚一齐用力并拢。放下双脚，回起始位。重复5～10次。减肥重点：腹部、臀部。

2. A——俯卧，后背绷直，用前臂和脚趾支撑身体，颈部与后背在一条直线上。

B——向上抬起臀部，使身体成倒V字状，头在双臂之间。保持姿势放松。缓慢回到动作A。重复5～10次。拉伸重点：颈部、肩部、大腿后侧。

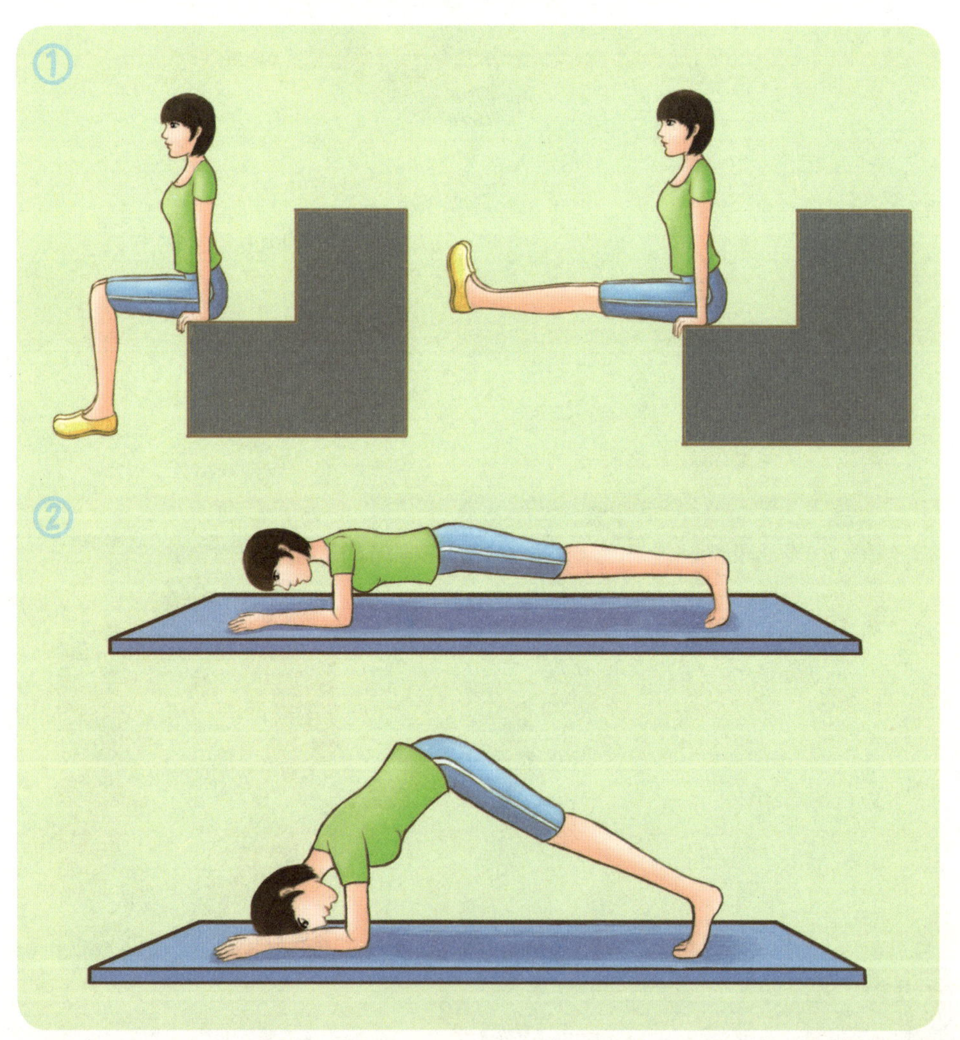

3. 俯卧在地板上，脚背绷直，脚趾向下勾。下压腹部，臀部放至最低点，双臂支撑起上身，背部呈向下拱状，抬下颌，向上凝视。维持数秒后，脚后跟后压，缓慢回到俯卧的姿势。重复5～10次。

拉伸重点：颈部、胸部、腹部、臀部屈肌、小腿肚。

减肥重点：手臂、腹部、背部、腿。

4. 坐姿——抬下颌，拉伸颈部，分别向左右侧做扭转。每组2分钟。

站姿——双脚同肩宽，向上伸展双臂，在背部交叉，右手触左肩，左手触右肩，收腹，向左侧扭转躯干，静止姿势5秒，回中心位置，向另一侧扭转。做5～10次。

减肥重点：腹部、背部。

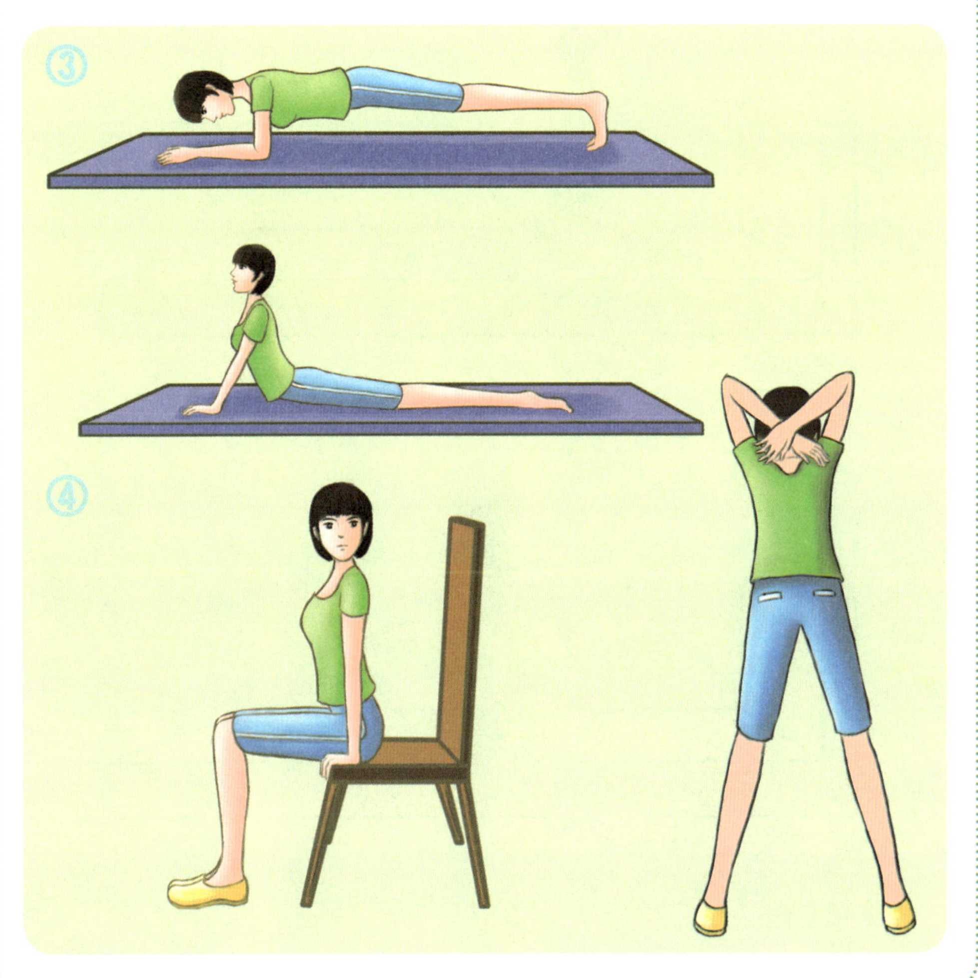

5. 趴在长椅上(床沿)，左脚放在地面上，左脚尖与肩在一条垂直线上，向后伸右腿，挺胸，双手支撑起身体。

提高版：向上抬右腿，同时用右手向后去够右腿，抓住右踝关节5秒钟，向下放右腿至起始位，交换重复5～10次。

减肥重点：腰部、腹部。

每个人的生活环境和体质都不一样，所以每一个胖人都有自己的减肥密码，不能生搬硬套，要灵活变通。瑜伽，是适合大多数人的减肥方法，只要持之以恒，就能看到效果！

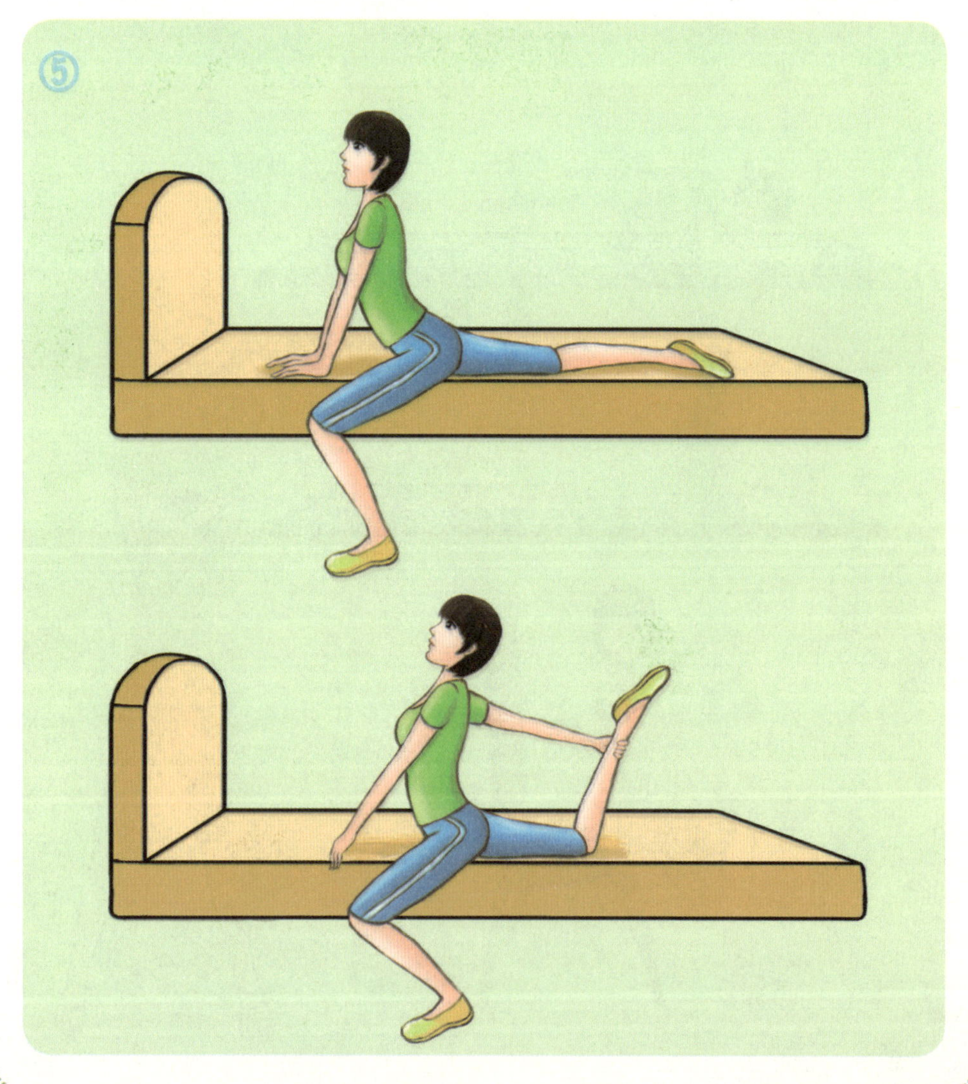

19 30天狂瘦16斤的牛奶豆腐汤

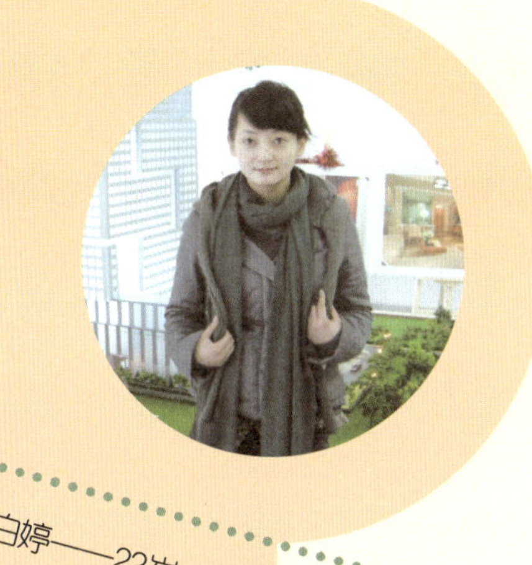

白婷——22岁，身高158cm，减重前58kg。

我属于骨头小、肉多的类型，所以整个人看着就是圆乎乎的，身边的朋友老爱叫我“小猪”。虽然大家是对自己的喜爱才那么称呼，但我还是希望自己能赶紧瘦下去，所以尝试了这套减肥法。经过一个月的时间，我轻松减掉了8kg，同时腰围也减了两寸。那我们赶紧来看看是什么方法这么有效吧。

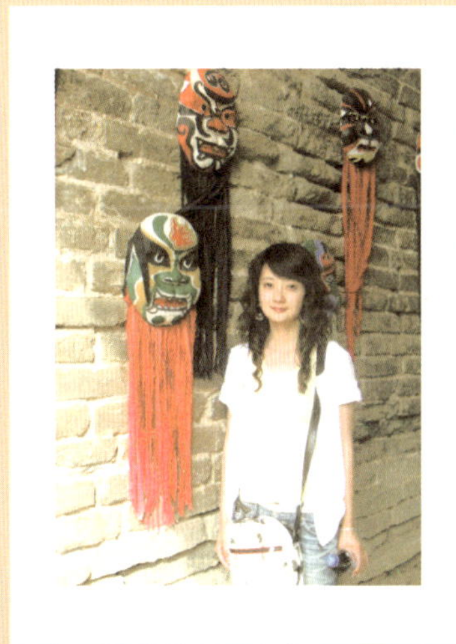

豆腐牛奶汤

豆腐：豆腐含有大量的植物性蛋白质和微量元素，可以很容易让人感到饱，还可以帮助身体排出多余水分和提高消化功能，特别是对减少腹部脂肪更有效。

牛奶：牛奶中含有的钙具有降低身体脂肪的作用，如果每天能喝上定量的牛奶，减肥效果很不错。

我们先来解密豆腐牛奶汤的做法

材料：豆腐200g、牛奶200g。

配料：糖1匙，葱、味精、盐少许。

制作步骤：

1. 将牛奶倒入锅中，再加入适量水，以防止牛奶干锅。
2. 将豆腐切块后放入牛奶中用中火煮沸，再根据个人口味加入调味品即可。

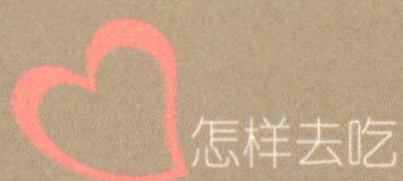

怎样去吃

这个减肥法是三天为一个周期，但是在一周以内可以选择用这个豆腐汤来当正餐，只要有毅力，就一定能减掉16斤。

第一天：午餐和晚餐都要喝豆腐牛奶汤，直到喝饱为止。

第二天：可以在牛奶豆腐汤里加入一些西红柿或者蔬菜，可以加快新陈代谢。

第三天：和第二天的食谱一样。

如果想一周都喝豆腐汤的话，每天重复第二天的食谱即可。

20 香蕉减肥法

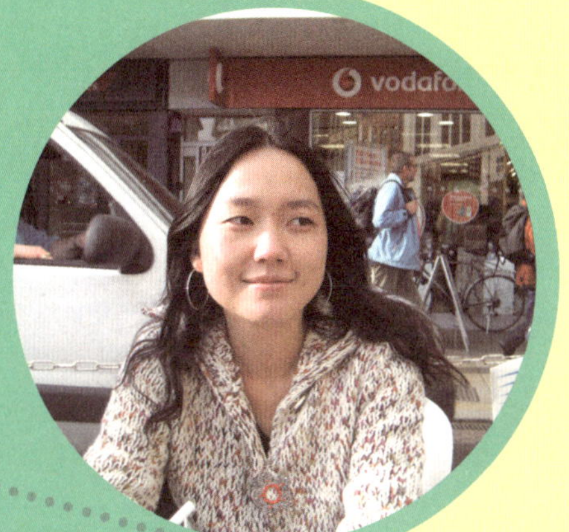

崔小杰——28岁，身高163cm，减重前65kg。

从一本书上看到可以用香蕉来减肥的好方法后，自己也开始研究琢磨，最后用自己的方法拟定了一套“香蕉减肥法”，计划实施将近两个月后，我成功减掉了10kg，再加上自己合理运动，我的身材恢复到了最初的形态，人也开朗、自信了不少。

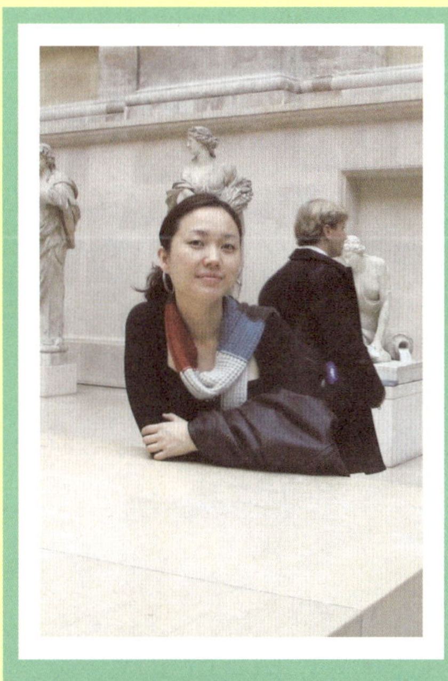

香蕉减肥法生活规范

1. 早6点到7点起床。这个时间是要让自己形成早起的习惯，并且是在不使用闹钟的情况下。因为闹钟会让脑部陷入紧张的状态，容易导致大肠紧张、变得僵硬而致使排便不顺畅，所以自然醒后的心神放松的状态很重要。

2. 起床后的早餐要吃香蕉，并且喝白开水，可以直到吃饱为止。

3. 上午时间若是想吃东西，可以吃一些水果。

4. 12点准时吃午餐。没有特别的特定午餐，如果想让减肥效果快一点，不要吃太油腻的东西。

5. 午餐后的时间最好是好好休息一下，为了让胃能好好消化，暂时避免用脑或运动。

6. 3点左右的时间可以吃点小点心，如果想提高减肥效果，最好吃水果。

7. 5点至7点之间是晚餐时间，一定要选在这个时间段吃晚餐，因为减肥期间在睡觉前的4个小时都不能进食。并且也不要吃太多和太油腻的食物，最好吃到八分饱。

8. 8点以后如果想吃东西，可以吃一顿水果。

9. 尽量在24点之前睡觉，养成早睡早起的好习惯。

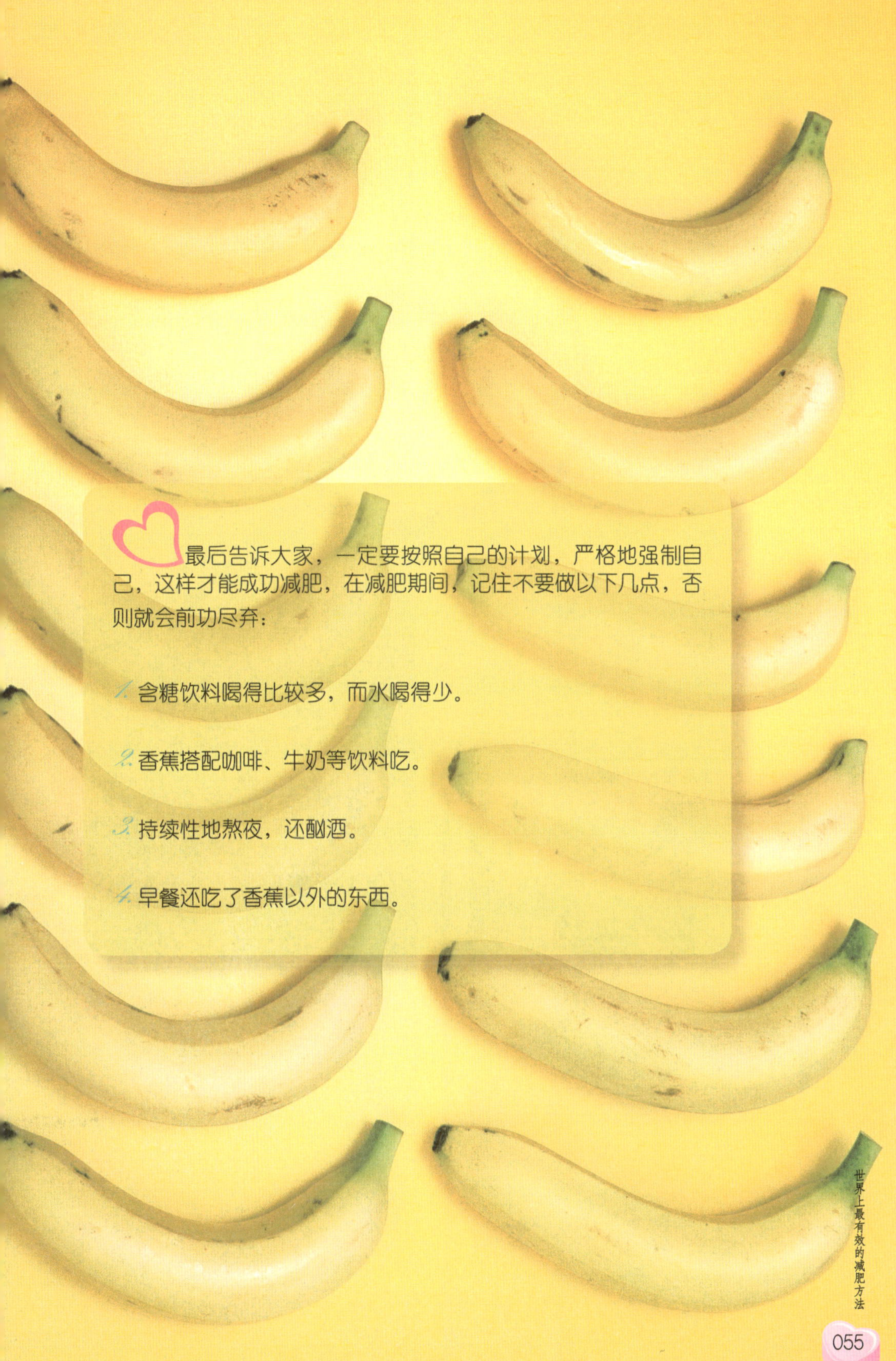

最后告诉大家，一定要按照自己的计划，严格地强制自己，这样才能成功减肥，在减肥期间，记住不要做以下几点，否则就会前功尽弃：

1. 含糖饮料喝得比较多，而水喝得少。

2. 香蕉搭配咖啡、牛奶等饮料吃。

3. 持续性地熬夜，还酗酒。

4. 早餐还吃了香蕉以外的东西。

21 谷芽茶速瘦法

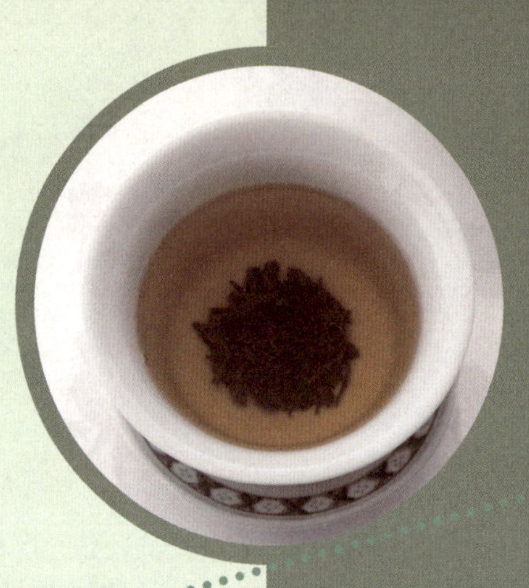

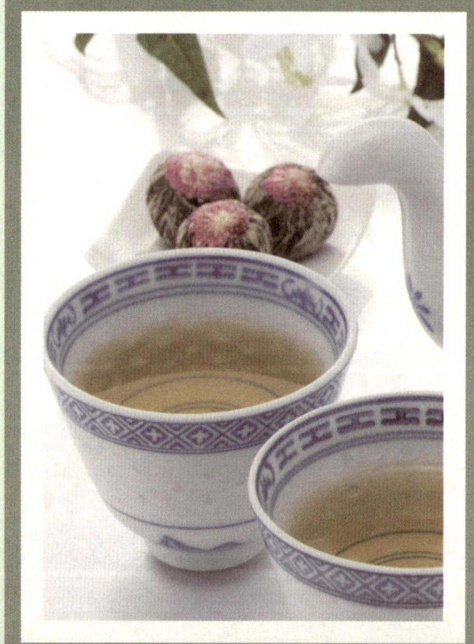

先来说说谷芽茶减肥的原理吧。其实谷芽就是水稻的成熟果实，经过加工发芽而成。它性甘、温，可以促进胆汁和胃液的分泌，能帮助分解和消除脂肪。

山楂谷芽茶

——适合比较喜欢吃肉的朋友

杨敏——32岁，身高163cm，减重前58kg。

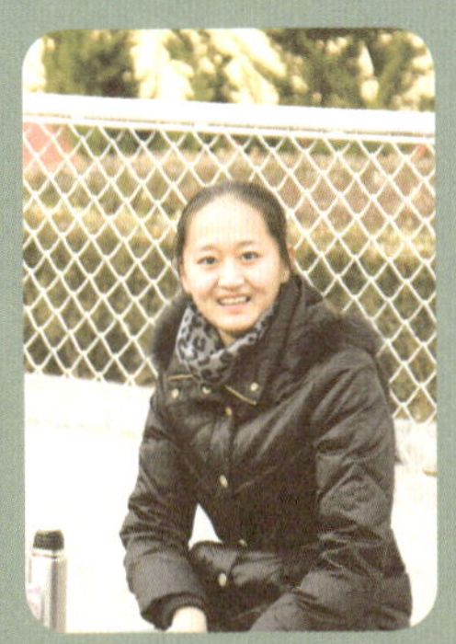

我最喜欢吃的是烤肉，所以体重就是我最恨的，我老是控制不了烤肉对自己的诱惑。因为喜欢吃烤肉，引发了脂肪在我身上囤积的现象。自从我喝了山楂谷芽茶后，效果特别明显，体重也减掉了7kg，最重要的是整个过程中我没有刻意节食。

材料：山楂30g、谷芽15g、陈皮6g。

做法：将所有材料放入杯中用沸水冲泡10分钟即可，也可以反复冲泡。每天可以饮用10杯左右，至少要饮用1个月。

功效：帮助消耗多余的脂肪，特别适合喜欢吃肉的美女。

谷芽绿茶

——适合零食不断的朋友

李莉——19岁，身高164cm，减重前67kg。

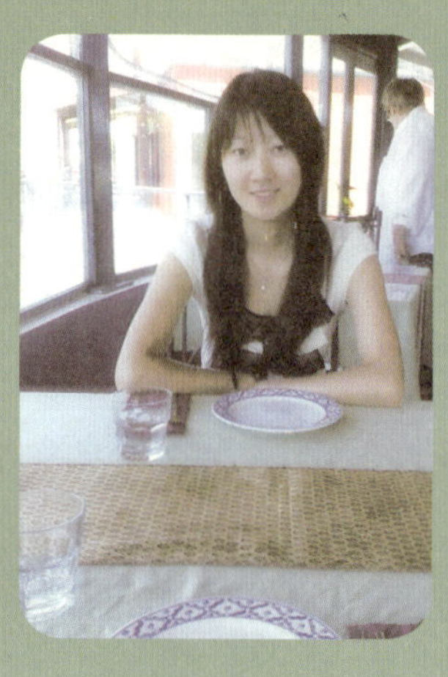

我非常胖，但不是因为我吃饭吃得多，而是我不爱吃正餐，但是却非常中意零食，像巧克力、冰激凌、薯片之类高热量的东西都是我的最爱。可后来发现自己越来越胖的时候才知道自己不能再这样毫无节制地吃下去了，但零食一点不吃对于我来说又太难。后来这个谷芽绿茶帮了我很大的忙，我坚持喝了一个月以后，居然瘦了5kg，并且零食也吃得少了。现在把这个方法公布出来给各位喜欢吃零食却又害怕长肉的朋友们。

材料：谷芽15g、绿茶10g、蜂蜜适量。

做法：将所有材料用沸水冲泡，然后盖上盖，等大约一刻钟时间即可。每天至少要保证6杯的量，而且要坚持一个月。

功效：调理脾胃，可以分解脂肪，并且能避免热量囤积而导致肥胖，长期服用减肥效果更佳。

全天谷芽餐

——适合吃得多的朋友

黄霞——26岁，身高158cm，减重前60kg。

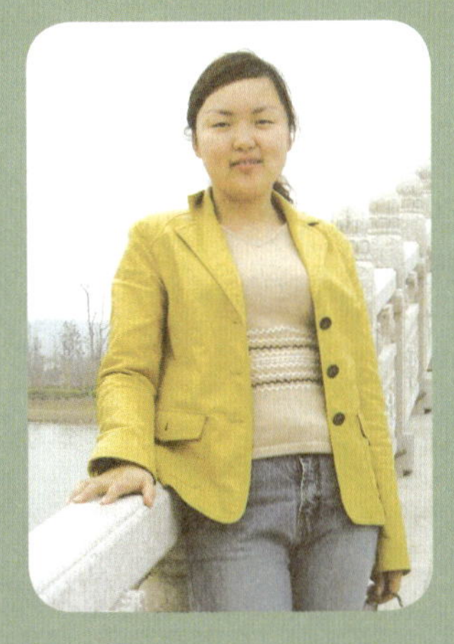

我的食量特别大，跟男生的食量差不多，吃得多是要付出代价的，我的代价就是——很胖。不过后来经朋友介绍了这个减肥法后，我一下就瘦了10kg，到最后连朋友都没认出我来，说我终于变成白天鹅了。

早餐：将5g谷芽粉和热豆浆共同饮用。这样能够加快新陈代谢，有效地排出毒素，还不容易感到饥饿。

上午时间：可以吃一个苹果或者别的水果。

午餐：将2勺谷芽粉与米同煮，然后配点炒青菜和瘦肉。这样可以有效地控制食物摄入量。

晚餐：谷芽小米粥。就是将20g谷芽同小米一同煮粥即可。这样可以很好地燃烧脂肪。

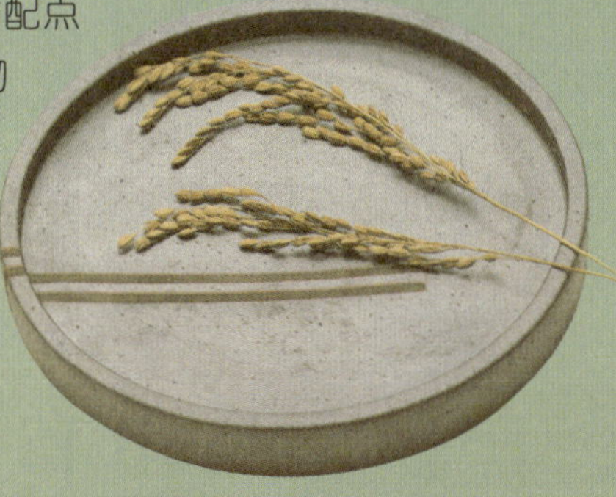

22 决明子帮你甩掉大块头

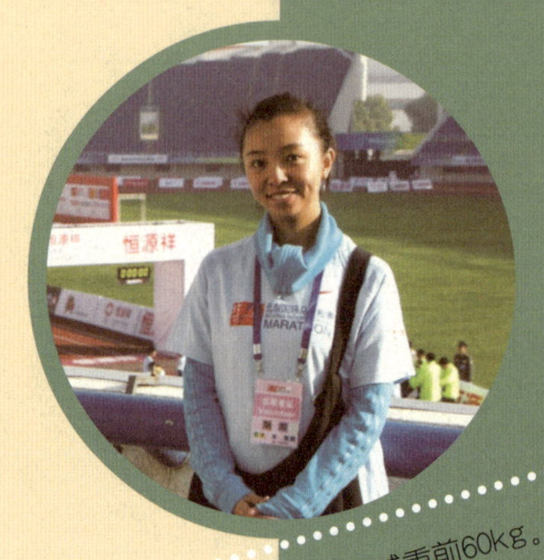

小叶——25岁，身高167cm，减重前60kg。

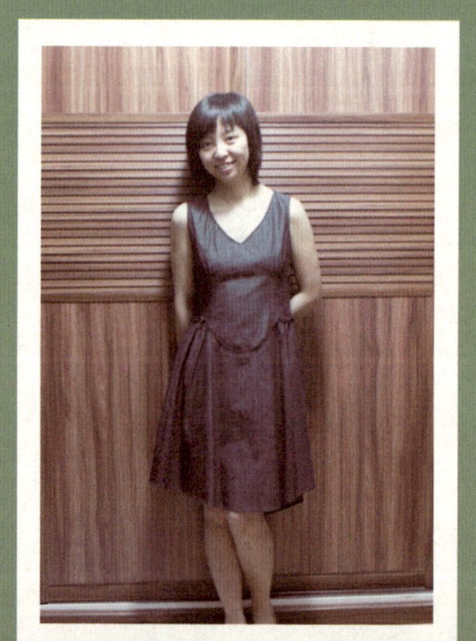

我坚持了一个月的决明子食疗法后，体重减掉5kg，而且身形也变好了。我主要是靠饮食来减，再加上简单的运动。

瘦法一

决明子粥

材料：炒决明子12g、白菊花9g、粳米50g、冰糖适量。

做法：先煎决明子和菊花，去渣取汁，然后加入粳米煮成粥，最后加冰糖即可。

用法：当早餐服用，每天一次。

功效：健脾理气、消脂。

瘦法二

夏枯草牛肉煲

材料：夏枯草20g、决明子15g、牛肉50g，酱油、糖、醋等作料适量。

做法：将牛肉切成薄片，与夏枯草、决明子一同放入锅中，加适量的水煲汤，快熟时加作料即可。

用法：午餐、晚餐。

功效：具有清脂的作用。

瘦法三

决明子茄子煲

材料：决明子10g、茄子2个，盐、酱油、食用油、味精等作料适量。

做法：决明子加水，煎煮取汁备用，茄子加油炒，放入药汁及适量的作料，炖煮。

用法：午餐、晚餐。

功效：具有清热通便、降低血脂的作用。

瘦法四

荷叶决明子茶

材料：决明子6g，荷叶3片，制大黄、首乌、扁豆各3颗。

做法：用沸水冲泡闷半个小时。

用法：每日要多次服用。

功效：能减肥降脂、润肠，特别适合肥胖、便秘者。

23 绿茶也能喝出好身材

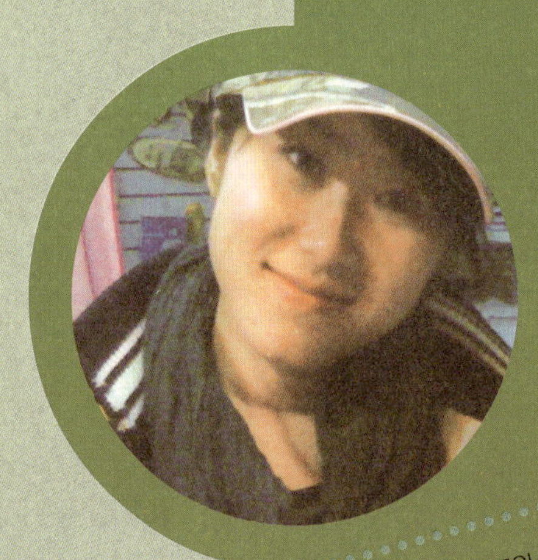

小雪——23岁，身高165cm，减重前58kg。

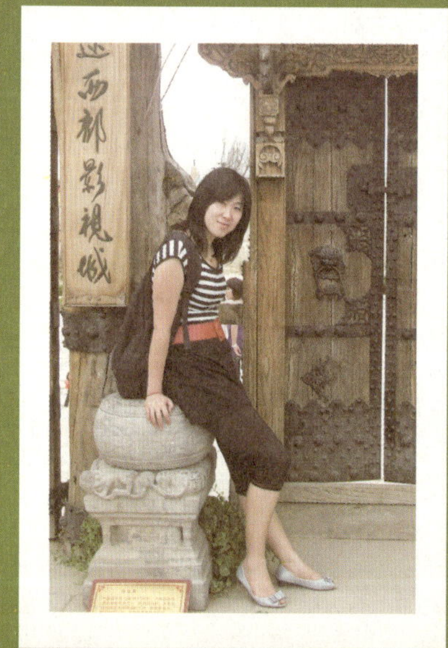

其实自己平时吃得比较多，也不爱运动，但是身材也一直没有发生什么变化，后来是因为在一本书上看见喝茶有助于保持身材我才知道，原来自己经常泡茶喝居然无意之间还保持了好身材。

苹果绿茶

做法：将一个苹果与3g绿茶粉混合，搅拌均匀即可。

功效：可以帮助肠胃消化、吸收，还能利尿和预防便秘，特别适合无法控制食欲的朋友。

用法：为了使减肥效果加倍，最好在开饭前20分钟服用，早晚一次。

绿茶优酪乳

做法：将3克绿茶粉和200ml低脂优酪乳混可即可。

功效：加速新陈代谢下脂肪分解，排除体内毒素。

用法：三餐前的半小时服用。

绿茶大黄饮

做法：将一克绿茶和15g大黄用沸水冲泡即可。

功效：能够消除脂肪和赘肉，还可以抗衰老，是美容和减肥的佳饮。

用法：饭前1小时服用。容易拉肚子的朋友勿用。

绿茶薏仁

做法：将2g薏仁粉和3g绿茶粉加热水冲泡即可。

功效：消脂去水肿，美容养颜。

用法：饭前半小时或1小时前服用。

24 香蕉黑糖醋碎脂法

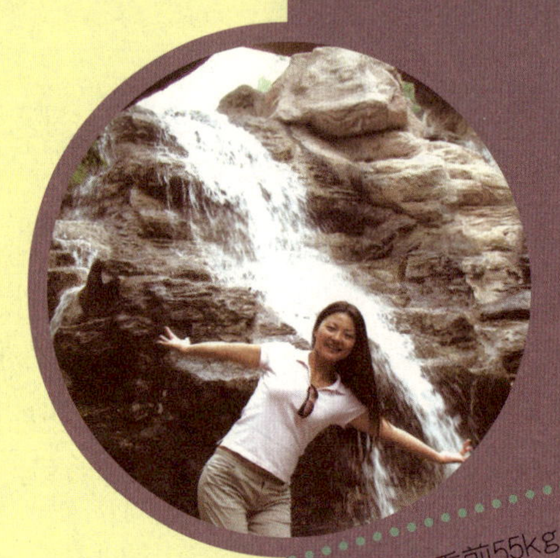

欣欣——22岁，身高160cm，减重前55kg。

我是刚毕业的大学生，由于还没工作，所以一直在家待业，谁知道肥肉也就爬满了全身，使自己在面试工作时缺少了自信。后来跟一位朋友咨询怎样减肥时，她告诉了我她的减肥秘方，我花了两个月的时间减掉了足足8kg的肉，连腰围也减了两寸，最后还找到了自己满意的工作。

5分钟快速自制香蕉黑糖醋

材料：香蕉100g、黑糖100g、水果醋200ml。

做法：将香蕉去皮捣碎；在耐热的保鲜盒里放入黑糖及捣碎的香蕉，倒入水果醋，稍微摇晃一下，放进微波炉中用高火加热大约30秒钟，主要是让黑糖融化，取出保鲜盒，待黑糖香蕉醋变凉即可，隔天食用。

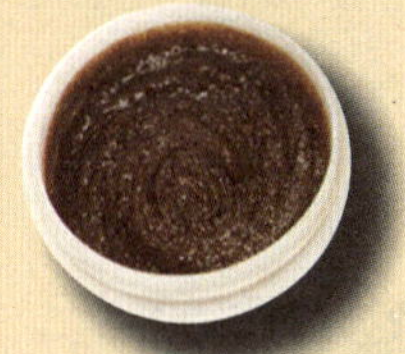

香蕉黑糖醋的基本用法

1. 早、中、晚餐前各饮用一匙，还可吃一根香蕉。
2. 可以直接喝，也可以用冷开水冲饮。
3. 把黑糖香蕉醋和水按照1：10的比例稀释，放入保温瓶，当作运动时的饮料，不仅能瘦身，还能解除疲劳感。

25 番薯瘦身法

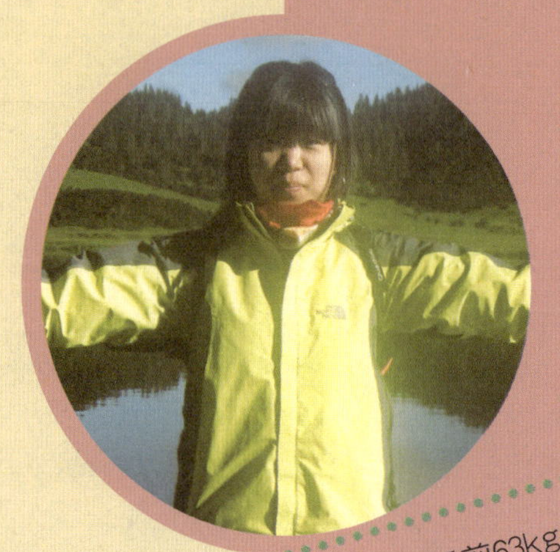

娟子——35岁，身高161cm，减重前63kg。

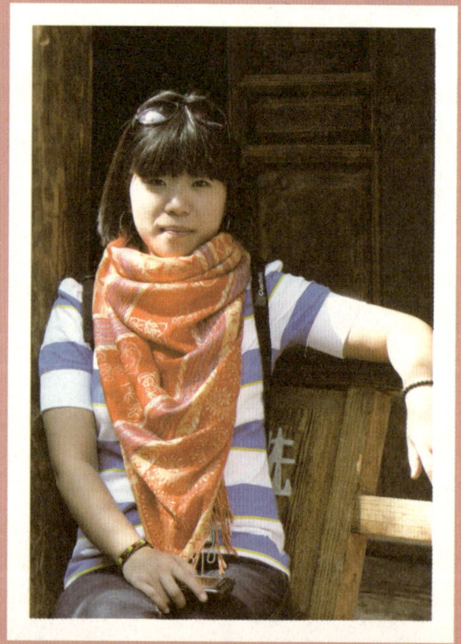

自从在电视节目里看到刘嘉玲靠吃番薯瘦了14kg后，我就开始试验了。我吃了整整一个月的番薯，最后真是功夫不负有心人，我至少也瘦了5kg，看来廉价的番薯还不平凡呢。我来教你怎么吃番薯吧！

番薯瘦身餐

早餐：一杯豆浆、一个番薯。

午餐：酱爆薯丁、糙米一碗。

晚餐：一个番薯、一个水果。

一定要按照此餐坚持5～15天，如果想效果更明显，还要坚持运动。

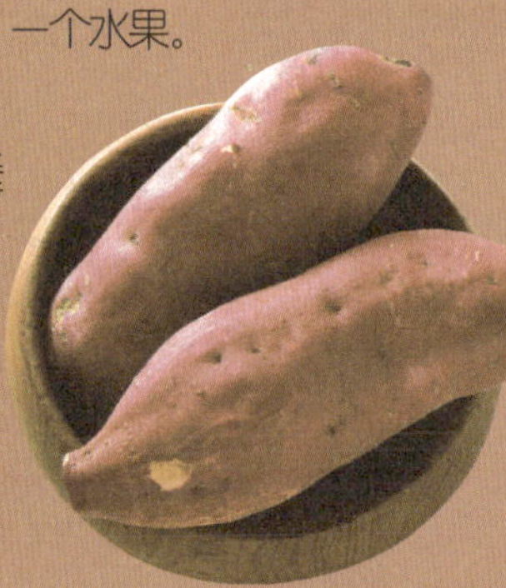

酱爆薯丁的做法

材料：番薯25g、猪瘦肉80g、香菇30g。

配料：植物油、盐、酱油、味精、淀粉适量。

步骤：先将番薯去皮切丁，放开水中过一下；将瘦肉和香菇切丁；炒锅加油烧热后放入肉丁翻炒，肉丁变色后，再加入番薯丁和香菇一起翻炒。快熟时，加入配料，再加入适量清水，盖上锅盖焖两三分钟后出锅。

注意：番薯一定要蒸熟煮透了，因为番薯中淀粉的细胞膜不经高温破坏是难以消化的。还有番薯中的汽化酶不经高温破坏，吃后会产生不适感。在食用过程中，一次不宜吃得过多，以免引起腹胀、泛酸、胃疼等症状。如食用后有腹泻症状，要停止服用，改为糙米代替。

26 冬瓜减肥计划

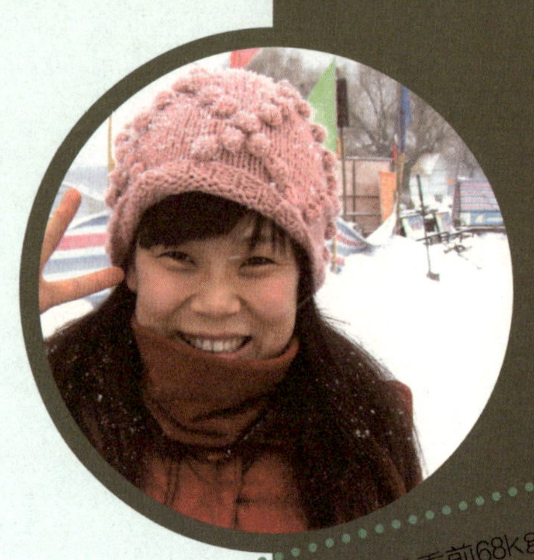

程晓——29岁，身高172cm，减重前68kg。

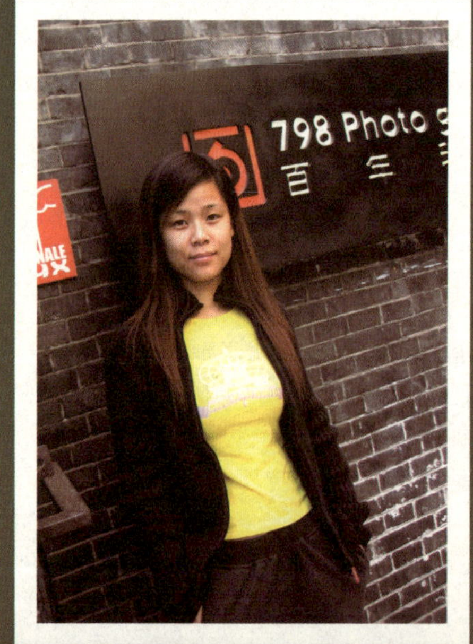

我实行了冬瓜减肥计划1周后迅速减轻了7kg，后期只是注意一下饮食和运动，现在一直没有反弹，还保持得很不错。

冬瓜含有蛋白质、碳水化合物、钙、铁等多种营养成分，此外还含丙醇二酸，对防止人体发胖具有重要作用。食用冬瓜汤能帮助排除体内多余水分，使肾功能维持正常运作，还可以消除浮肿现象，如果坚持喝的话，一个月能瘦5kg以上。

冬瓜茶

材料：带皮冬瓜、丹参、茯苓、黄芪、枸杞。

做法：煲汤即可。

功效：坚持饮用一个月，配合其他的减肥饮食方案，可改变肥胖臃肿的体型。

消脂冬瓜汤

材料：冬瓜、海带、陈皮、木瓜。

做法：煲汤。

功效：消除体内脂肪及胆固醇，减肥效果很好。

海米冬瓜汤

材料：冬瓜、海米、粉丝、紫菜。

做法：煲汤。

功效：可去除体内油脂、调理肠胃、排毒养颜。

芦荟红枣冬瓜汤

材料：冬瓜、芦荟、红枣、雪梨、蜂蜜。

做法：煲汤。

功效：能预防肥胖和消除因肝火、燥热而引起的体湿与水肿。

一周食谱表

早餐：周一至周日都喝冬瓜汤。

午餐：一、三、五、日都喝芦荟红枣冬瓜汤，再搭配一碗米饭。二、四、六都喝海米冬瓜汤，搭配一碗米饭。

晚餐：周一至周日都喝消脂冬瓜汤。

这套食谱每间隔一周执行一次，记住要配合适当的运动，这样减肥效果才会更好。

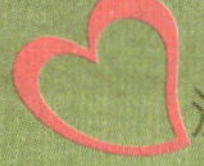注意：脾胃虚弱、肾脏虚寒、阳虚肢冷者忌食冬瓜。

27 珊瑚草让你一天瘦一点

吕琪——23岁，身高161cm，减重前62.5kg。

我自从体验了珊瑚草减肥法50天后，体重就减轻了8.5kg，并且瘦得很均匀。我想在这跟大家分享一下自己的减肥心得。我属于全身胖得比较均匀的类型，使用珊瑚草减肥法之前也试用过很多减肥法，但都没坚持下来，总希望有一种方法能操作起来简单，还有效。后来尝试了珊瑚草减肥法，发现这种方法特别适合我，我还将几种方子轮流使用，在午餐和晚餐后都各喝了一次，为了加强效果，我减少了午餐饭量，而晚餐吃得更少。不到两个月的时间，最明显的小肚子不见了，我的体重也从62.5kg减到了54kg!

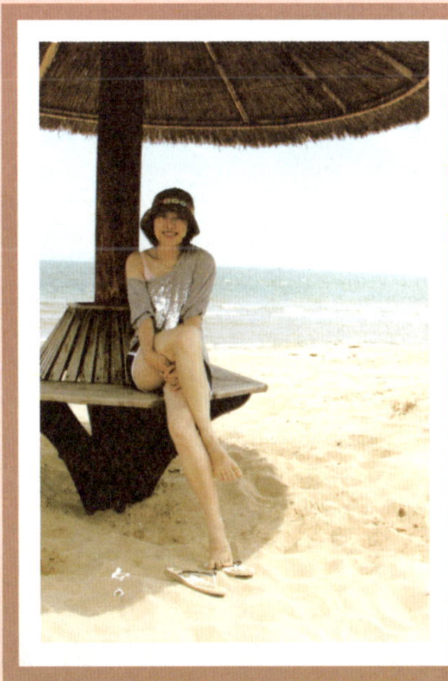

珊瑚草又叫神草、盐草，因为长得比较像珊瑚，故名珊瑚草。珊瑚草含有丰富的天然植物胶原蛋白、多种维生素及钙、铁、镁、钾等人体需要的多种矿物质。在众多功能中，瘦身效果是最为明显的。

清水煮珊瑚草——加速燃烧脂肪

材料：珊瑚草30g、清水适量。

做法：珊瑚草清洗干净后，与清水一同放锅里煮，煮好后喝汤就行。

功效：加快脂肪燃烧的同时还能为身体补充能量。

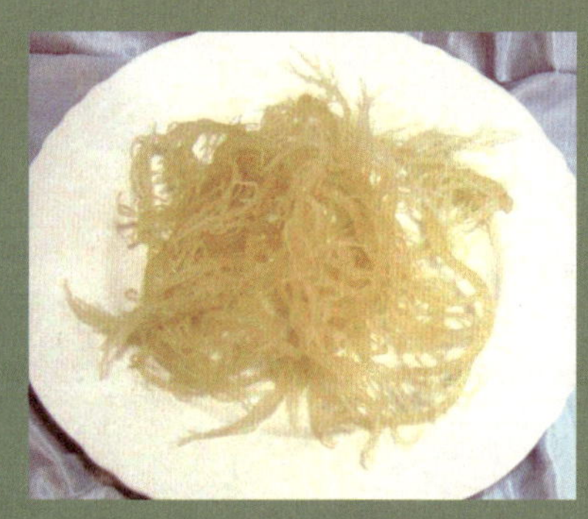

珊瑚草枸杞汤——不当黄脸婆

材料：珊瑚草50g、枸杞10g、清水适量。

做法：珊瑚草和枸杞洗干净后放清水中煮，等水开后，再用小火煮大约一个小时，等放温后就可服用。

功效：活血化淤、提升血色。

珊瑚草柠檬汁——和小肚腩说再见

材料：珊瑚草30g、柠檬汁3匙、开水适量。

做法：将珊瑚草清洗干净后加入柠檬汁，再用开水浸泡3小时即可服用。

功效：可以清除宿便，改善腹部脂肪囤积现象，让小肚腩不再现。

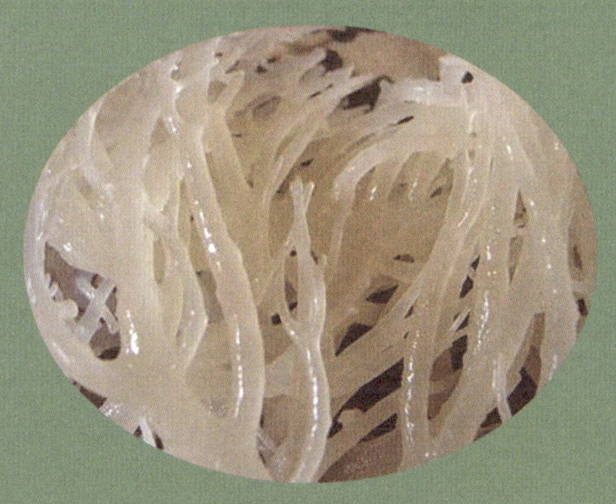

珊瑚草姜茶——改善易胖体质

材料：珊瑚草30g、冰糖5块、生姜1片、水适量。

做法：把所有材料放入锅中，煮半小时即可。

功效：加速身体新陈代谢，能改善寒性易胖体质。

以上四种方法需要每天喝2次，饭后服用。食用一个月后就可见效，如果想要效果更加明显，别忘了搭配适量运动。

28 美人草调经减肥法

王箐——32岁，身高162cm，减重前65kg。

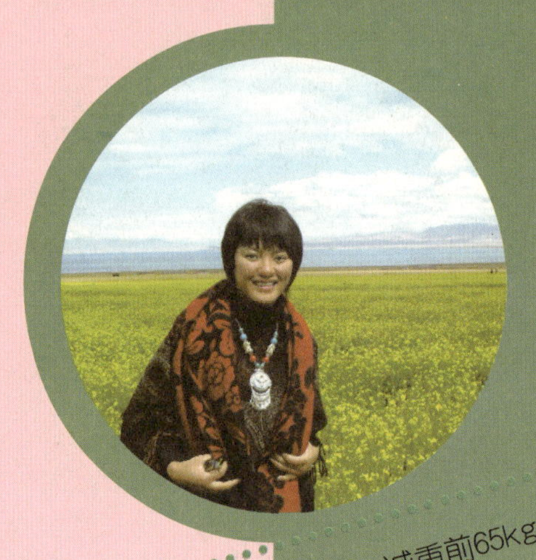

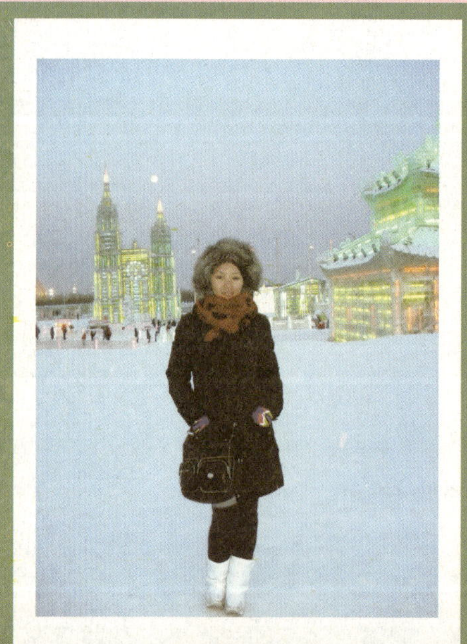

我是个典型的家庭主妇，结婚后就一直在家待着，因为摄入的东西较多，而消耗的较少，所以体重一直呈上升的趋势。近两年也试过很多种减肥方法，最后却都没减掉，反而搞坏了身体，还出现了月经不调的现象。后来翻看了一些医书，找到了有关益母草的解说，经过自己反复试验后总结了一个调经瘦身的秘方。经过一个月的调理，我不仅调理好了身体，还意外地减掉了6kg。

我的益母草减肥秘方

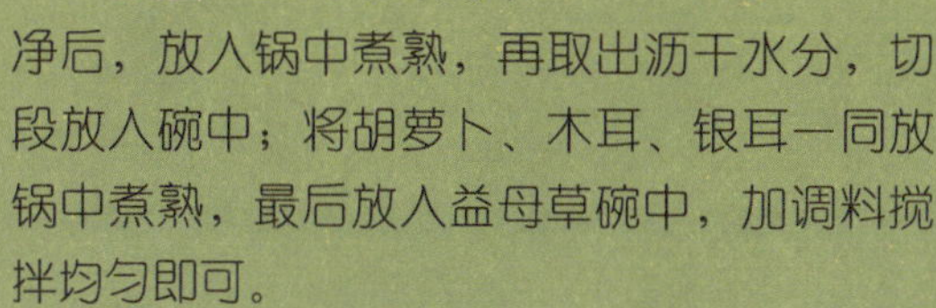

主料：益母草300g。

辅料：胡萝卜50g、干木耳50g、干银耳50g。

调料：大蒜25g、盐5g、醋15ml。

做法：益母草择洗干净后，放入锅中煮熟，再取出沥干水分，切段放入碗中；将胡萝卜、木耳、银耳一同放锅中煮熟，最后放入益母草碗中，加调料搅拌均匀即可。

瘦身食法：每天用此方配黑米粥做晚餐，坚持一个月可调理气血，我就减掉了6kg。

在整个减肥的过程中我还加入了适当的运动，我把出门坐车都改成了骑单车。如果是比较近的地方，我会选择步行的方式。这样的简单运动在我减肥过程中起了不小的作用。

美人草其实就是益母草，因为益母草是为女人而生，与女人的身体有密切的关系。益母草含有多种微量元素，有提高身体机能、预防疾病、抗氧化、防衰老、促进新陈代谢、消脂瘦身等作用，所以常用益母草能养颜美容、调经消脂。

我再教给大家一个用益母草调经的好方法：用干益母草、红花、当归一起煮粥喝，每个月喝3天，对月经不调、经量少等症状有非常好的疗效。

29 蘑菇甩肉一定瘦

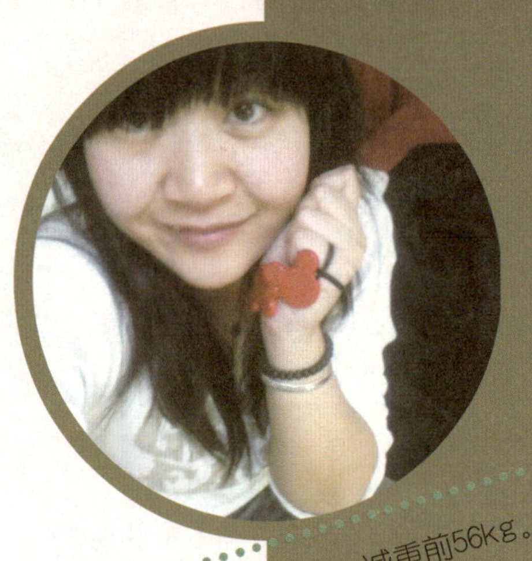

张慧——23岁，身高162cm，减重前56kg。

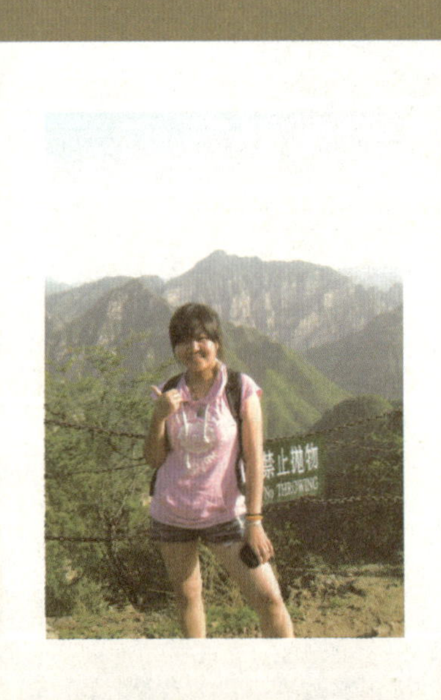

我的体重应该是从上大学开始就一直保持着这个重量，因为在学校每天只想着上课学习，所以也没太注意，也没动过减肥这个念头。自从进入社会后，我才发现，一个女生的外表对自己是很重要的，所以我也开始狂热减肥，尝试了不同的办法。可是我啊，就是个爱吃的人，所以让我节食，那是不可能的。后来我把苦恼告诉了好朋友，她推荐给我这套减肥法。我花了一个月时间，一共瘦了8kg，呵呵，真的太神奇了，并且还很美味。

下面我来公布这个秘方吧！

100g的蘑菇只有20cal的热量，它不仅营养丰富，而且味道鲜美，是高蛋白、低脂肪的健康减肥食品。

如果用100g蘑菇代替炒饭之类的主食，坚持3个月，即使饮食结构不做任何变动，也可以少摄入1.8万cal的热量，相当于减掉了2kg的脂肪。要知道，减掉2kg体重并不难，但是要减掉2kg脂肪，可能需要你在健身房苦练几个月才能达到效果。

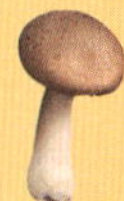

蘑菇烩菜——润肠、调理肠胃

材料：蘑菇40g、菠菜20g、金针菇20g、洋葱10g、胡萝卜10g、酱油2匙、芝麻、胡椒、食用油、盐各适量。

做法：将所有蔬菜洗净，蘑菇撕成片状，菠菜切段，洋葱和胡萝卜切片；锅中放油，等油烧热后放入切好的菜，翻炒片刻，再放入芝麻、胡椒、盐，最后再往锅中加入适量水煮开即可。

热量：150cal。

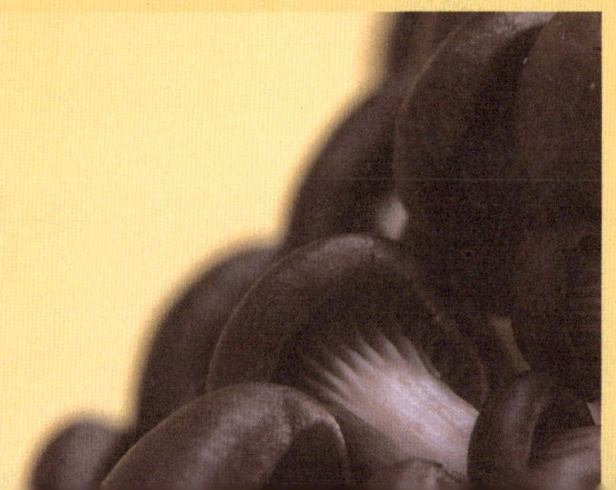

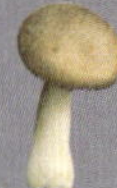

蘑菇豆腐汤——清肠胃、排毒

材料：蘑菇60g，豆腐、黑木耳各10g，红辣椒1个。

做法：将材料洗净，豆腐、红辣椒切片，蘑菇撕成片；在锅中加入水烧开，再放入准备好的材料煮10分钟，放入盐、鸡精即可。

热量：102cal。

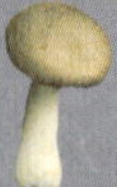

蘑菇荷叶汤——促进脂肪分解

材料：蘑菇5克、荷叶6克。

做法：将蘑菇和荷叶洗净，然后把蘑菇放入锅中，加1大碗水，待水沸腾后，把荷叶放进一起煮5分钟即可。

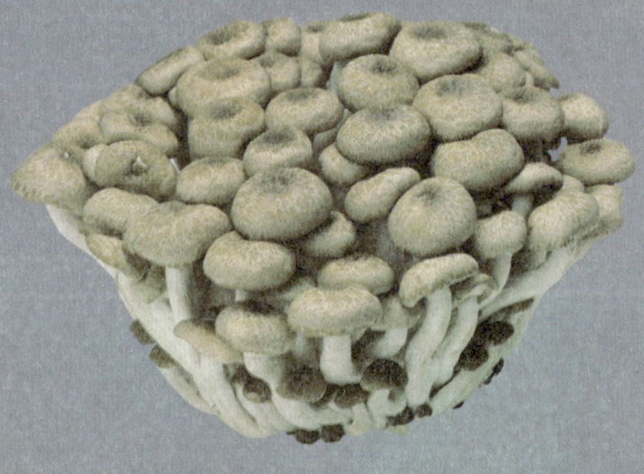

以上三个食谱，我是按照一个月的时间执行的。前10天用蘑菇烩菜代替中餐和晚餐，待肠胃调理好后，中间10天以蘑菇豆腐汤代替午餐和晚餐，达到清肠排毒功效，最关键的是最后10天，以蘑菇荷叶汤代替晚餐，这样加大了排毒功效，进一步分解脂肪，起到了减肥瘦身的作用。

30 莲子减肥的秘密

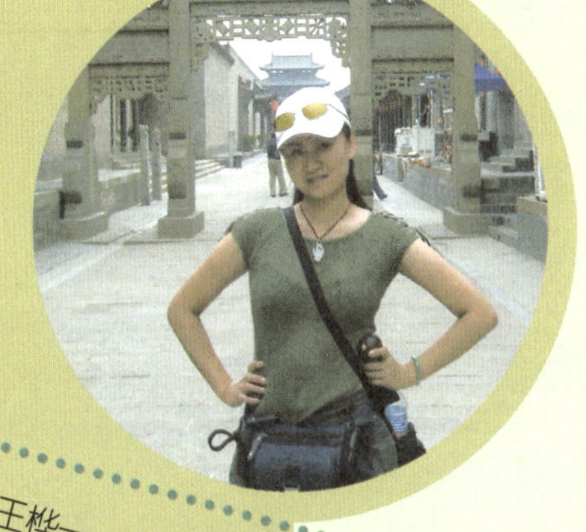

王桦——27岁，身高165cm，减重前62kg。

我是今年夏天无意间发现莲子减肥这个秘密的。因为天气一热后，我就不爱吃饭，但是我比较喜欢喝银耳汤，所以每天我都会给自己煮一锅放着，就这样，在喝了一个月的银耳汤后，我惊喜地发现自己居然瘦了7kg，真是高兴坏了，这就叫作“无心插柳柳成荫”啊！所以现在我要跟各位想减肥的朋友一起分享这个秘密。

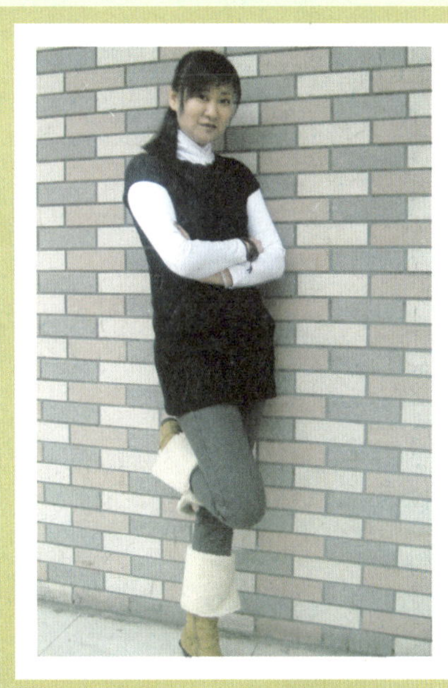

莲子中含有丰富的钙和磷，能够帮助机体进行蛋白质、脂肪、糖类代谢，并能维持酸碱平衡，容易使机体变成易瘦体质。经常食用可以健脑、增强记忆力、提高工作效率。

银耳莲子羹

材料：银耳、莲子、冰糖、红枣、枸杞各适量。

制作步骤：

1. 用热水将银耳泡发后取蒂洗净，然后撕成小块。
2. 莲子用水泡15小时以上，洗净。
3. 将红枣、枸杞洗净待用。
4. 砂锅中加凉水，放入银耳、莲子。加盖开大火烧开后，改为微火炖1小时，中途不要揭盖。
5. 炖上1小时后放入红枣、冰糖、枸杞继续炖15分钟。
6. 炖到自己喜欢的浓稠度即可。

炖好后的银耳莲子羹放温，每天以此代替早餐和晚餐，就能够达到像我这样一个月瘦7kg的效果了。

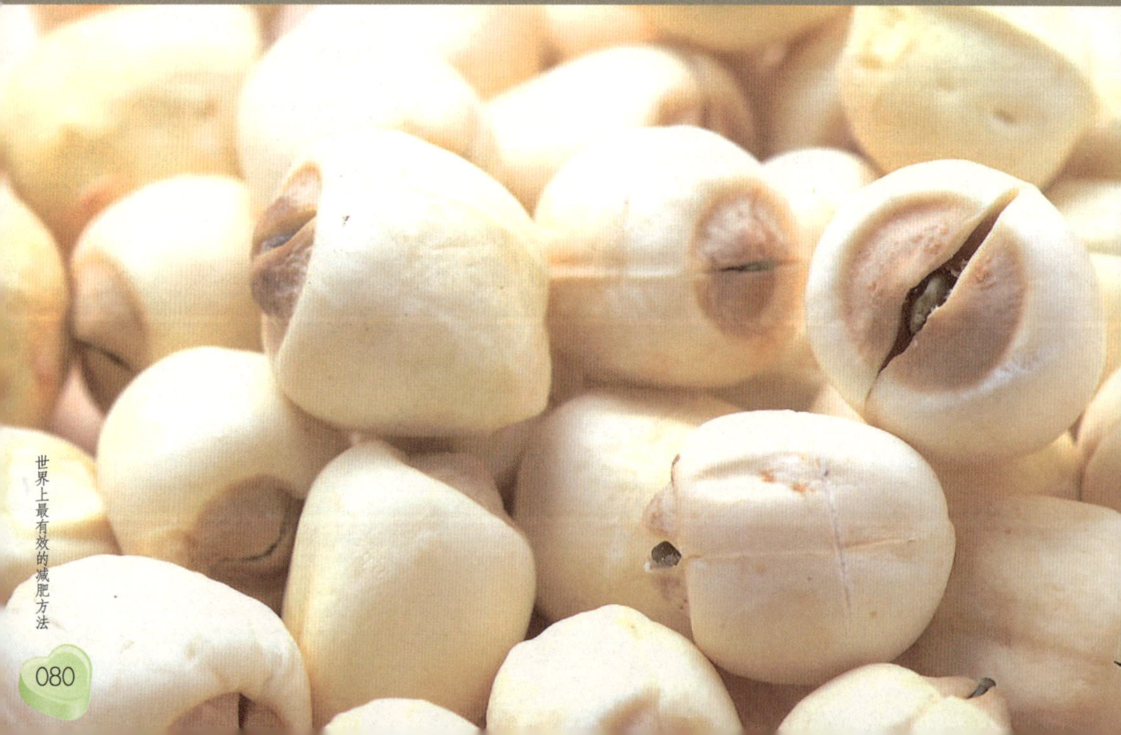

31 选择性减肥法

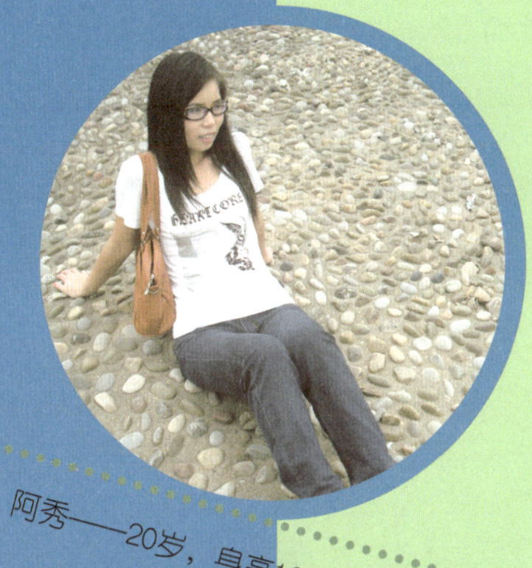

阿秀——20岁，身高165cm，减重前58kg。

其实我这个体重也不能算是胖，只是肚子上有点赘肉，特别是有时候穿衣服看着肚子上有一圈游泳圈时，心情就极其不好。还有就是夏天想穿点露腰的小短装时，总是穿上了却又脱下，因为腰上的那圈肉实在让人不忍心看下去。唯一值得欣慰的就是我的下半身还算纤细，所以我后来把减肥目标定在了腰上，最后我给自己定了一个运动计划，坚持了一个月以后，果真有不错的效果，体重减轻了4kg，腰上的赘肉全都没了，终于赶在夏天还没过去的时候露出了我的小蛮腰。

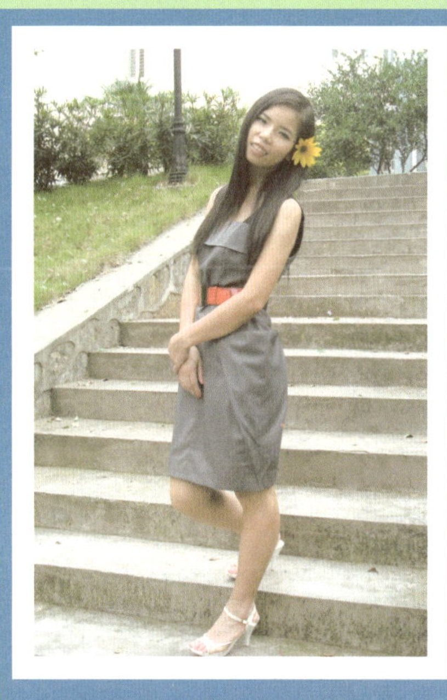

先来说说我的运动计划是什么

第一周	疾走3天，每天走20分钟，再进行半个小时的普拉提运动或者是跳绳运动。
第二周	疾走3天，每天走30分钟，再进行40分钟的普拉提运动或者是跳绳运动。
第三周	疾走3天，每天走35分钟，再进行45分钟的普拉提运动或者是跳绳运动。
第四周	疾走3天，每天走40分钟，再进行50分钟的普拉提运动或者是跳绳运动。
第五周	疾走3天，每天走40分钟，再进行50分钟的普拉提运动或者是跳绳运动。

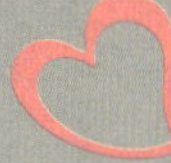

疾走过程中要注意的事项：

1. 集中精神，挥动手臂大步走，拉动全身肌肉，让脂肪燃烧起来。

2. 使用最大的步幅，落脚时用力以脚跟着地，起脚时用力以脚尖离地。

3. 控制好呼吸，行走速度控制在勉强还能边走边谈话即可。

ps

减肥的过程中除了要运动以外，还要配合饮食才能更好地减掉赘肉哦！其实只要合理膳食，再加上运动，就不会再长胖了，我现在一直在坚持运动，所以体重维持得很好，想要减肥的朋友们，一定不要舍不得时间来运动啊！这是我减肥以来的心得，希望能提供给大家帮助。饮食上尽量只吃到七分饱，在食物上可以参考、选择以下不易发胖的5种肉类。

鱼肉	热量不高，含有多种不饱和脂肪酸，既能避免肥胖，还能防止动脉硬化和冠心病的发生。
牛肉	所含的必需氨基酸多，脂肪和胆固醇较低，适合胖人食用。
兔肉	含有丰富蛋白质及卵磷酸，胆固醇较少，不易导致肥胖。
鸡肉	每百克鸡肉脂肪含量只有1.2g。
瘦猪肉	瘦猪肉脂肪含量不高，经过炖煮后，含量还会降低，因此适合怕长胖的人群。

32 不断尝试减肥法

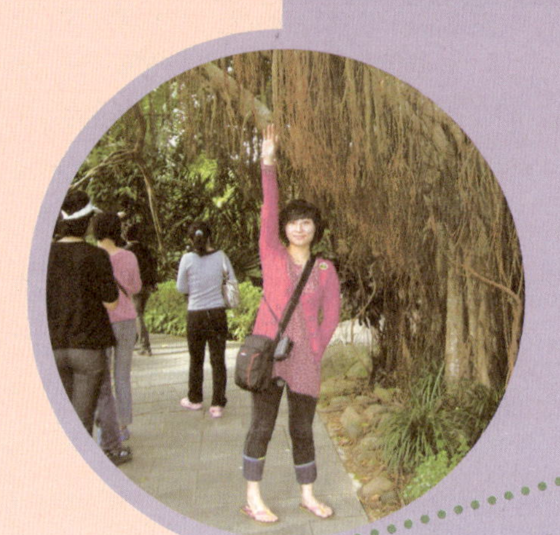

小雨——29岁，身高160cm，减重前59kg。

我是个典型遵循两点一线式生活的人，每天下班后就是直接窝在家里，抱着一堆零食躺在沙发上看电影，可能也是因为没有谈恋爱，所以对自己的形象也不太在意。可是有天早晨醒来看着镜子中的自己时，突然感觉自己不能再这样吃下去了，否则可真会应了老妈那句话“再这么吃零食，你会嫁不出去的”，看着虎背熊腰的自己，我终于下定决心要开始减肥了。

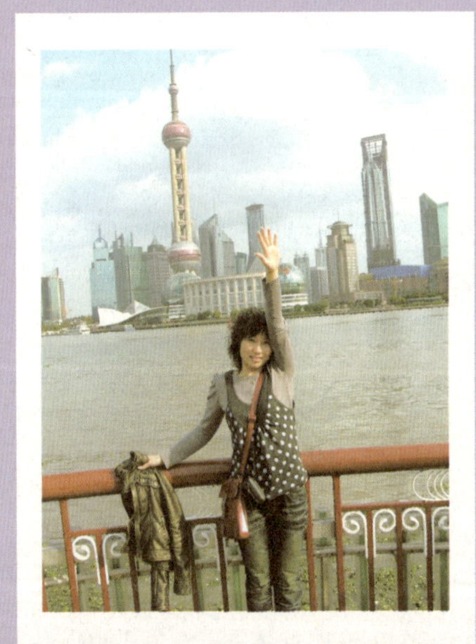

三步曲

第一步：

我扔掉了储存在家里的薯片、饼干、巧克力等所有使脂肪猛长的零食，虽然有点心疼，但最后还是一咬牙全给扔了。

第二步：

到处寻找适合自己的减肥法，网上、身边的朋友、书籍，还有健身房等，我都有咨询，最后找到了个两全其美的办法。

第三步：

减肥刻不容缓。在决定减肥方案后的第二天我开始了自己的减肥之路。

下面透露一下我的减肥方法

吃苦法

其实自己也没有特别的秘方，只是将爱吃的零食换成了几种有减肥效果的苦物，并把正餐的量减少了一半。我们先来看看这几种苦物究竟是什么，怎么会有这般魔力。

咖啡：咖啡对于我们大家来说已经不陌生了，可能大家会有疑问：甜甜的奶味极重的咖啡会有减肥的效果？其实我喝的咖啡不是那种上面有层厚厚的奶沫的咖啡，而是喝那种什么也没加的黑咖啡。

咖啡中含有咖啡因，具有促进脂肪分解的作用，可将脂肪释放在血液中使之转变为热量而消耗掉，从而有减肥效果。

苦瓜：我将每餐中的大鱼大肉换成了凉拌苦瓜、清炒苦瓜等，因此还有同事问我：“你改吃素了？”

苦瓜中有一种名叫苦瓜素的成分，它被誉为“脂肪杀手”，所以不用我多说也知道吃苦瓜能减肥了。

苦丁茶：以前从不喝茶的我现在也开始喝茶了，但是这个茶是有讲究的，我给自己买的是苦丁茶，因为苦丁茶有减肥的作用。苦丁茶可以清除体内垃圾和毒素，所以减肥的效果就很好了。

龟苓膏：爱吃零食的我经常把西点蛋糕之类的放在触手可及的地方，现在我把它们换成了龟苓膏。

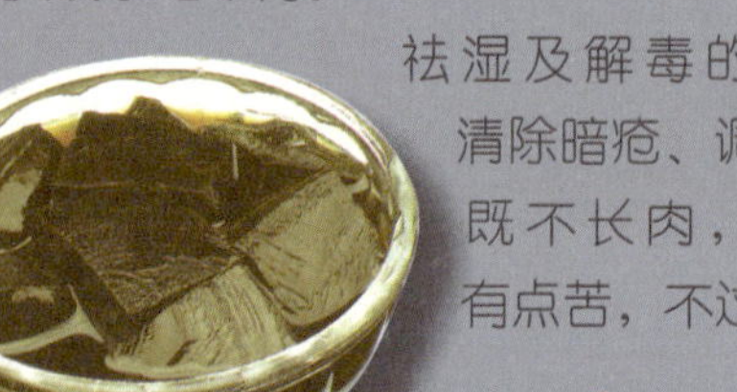

龟苓膏具有清热祛湿及解毒的作用。可滋阴补肾、清除暗疮、调理脏腑。经常吃，既不长肉，还清凉解馋，虽然有点苦，不过习惯就好了。

运动法

我是个非常懒的人，所以在运动上我主要选择的是游泳和跑步，因为上班地点离家比较近，所以我每天提前半个小时出门，然后选择走路上班；每天下午会坚持游半个小时的泳，再加上半小时的跑步机。

皇天不负有心人啊，经过一个多月的努力，我终于将身上的10kg肥肉全部甩掉了，并且身体也很好，没有出现任何状况，现在我已经不会再是两点一线了，因为我也找到了自己的另一半， 感觉整个人像回到了20岁，哈哈。

33 有氧四步走减肥法

沈倩——32岁，身高163cm，减重前68kg。

其实我一直是个大大咧咧的人，即使结了婚，有了小孩，还是这样一个人，从不会在意自己的外表。但是在两个月以前的同学会后，我才突然有了想要改变自己的意识，因为看着和自己同岁的老同学，个个还那么年轻、那么漂亮，当时的自己真的有点后悔平时没有注意保养。不过后来一位特别要好的女同学告诉我了一些变漂亮的小秘方后，我开始了美丽路程。第一步就是减肥，在老同学的细心帮助下，我终于“走”入了瘦子的行列，连我的小宝贝都跑来亲着我的小脸说：“妈妈变漂亮喽！”其实我没有用什么秘方，只是一些简单的运动搭配上合理饮食，就这样简单。

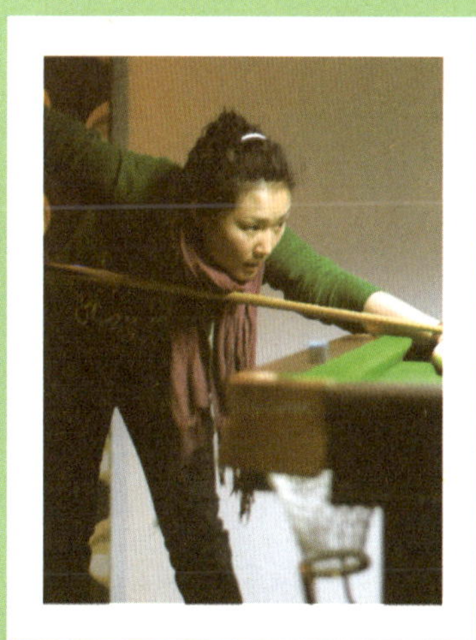

有氧四步走

1. 减肥走。先把双手交叉枕在脑后，挺胸、只用脚跟着地，此时脚尖尽量向上抬起，要避免臀部翘起。用脚跟走路还可以增进体内的循环，让我们走得轻松、瘦得美丽。

2. 举手走。走路时双手上举，略向两边展开，保持这个动作，可以有效锻炼颈部的肌肉，缓解颈椎痛。

3. 高抬腿走。每走一步，大腿屈膝抬平，可锻炼腰肌，还可以锻炼臀部线条。

4. “弹”着走。每一步十个脚趾都用力，与地面相接触的一只脚要有一个碰地动作。其实大步走，后腿用力蹬，前腿往前抬，两腿肌肉用力了，步幅自然就大了。

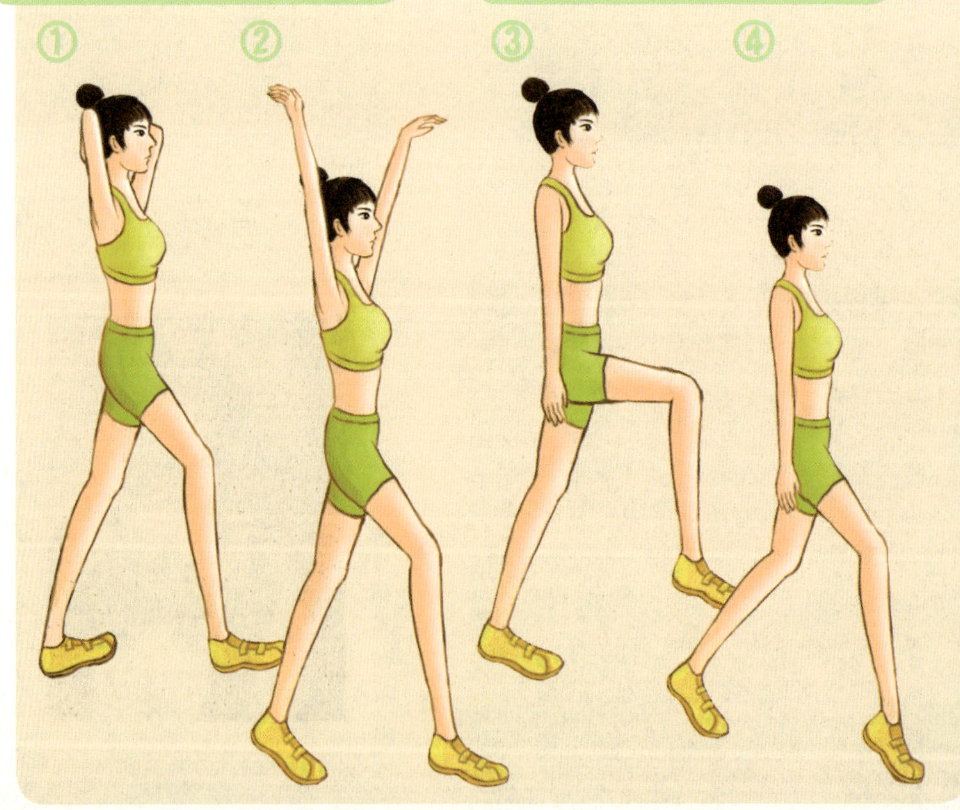

升级版有氧走

1. 握着哑铃走：一般人选择1kg的哑铃走为宜。握着哑铃走时应掌握合适的速度，起初的速度应放慢些，适应后再提升速度。

2. 背着书包走：选择有背负系统的背包行走时，应注意背包中不应盛放有棱角的重物，背包的肩带也要既宽还软。

3. 在水中走：因为水有浮力，体重对腰部和膝盖造成的负担比陆地上减轻了许多。但是因为水中的阻力加大了，所以在水中行走消耗的热量会比较大。

4. 绑着沙袋行走：因为脚踝处有重物，会增加行走的难度，也会增大行走时腿部的阻力，从而达到锻炼腿部肌肉耐力的目的。

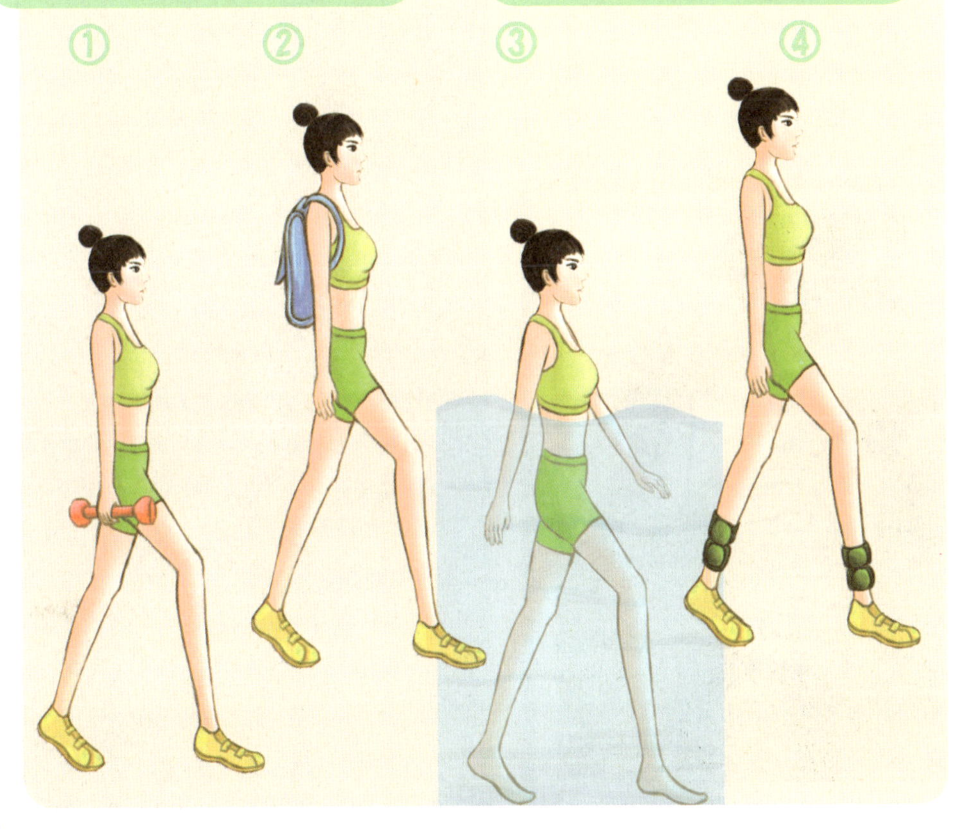

34 在上下班的路上减肥

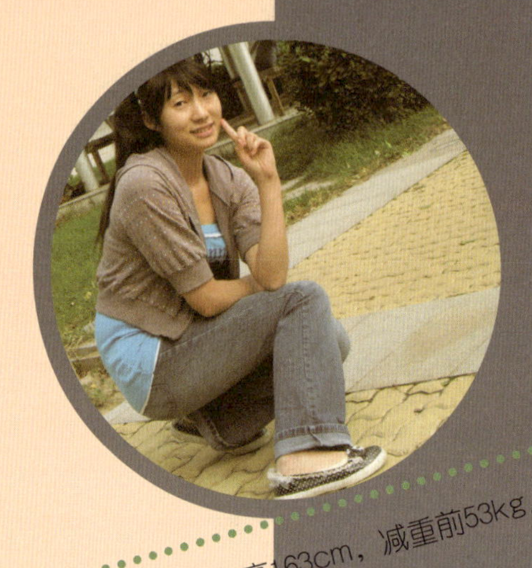

小柳——24岁，身高163cm，减重前53kg。

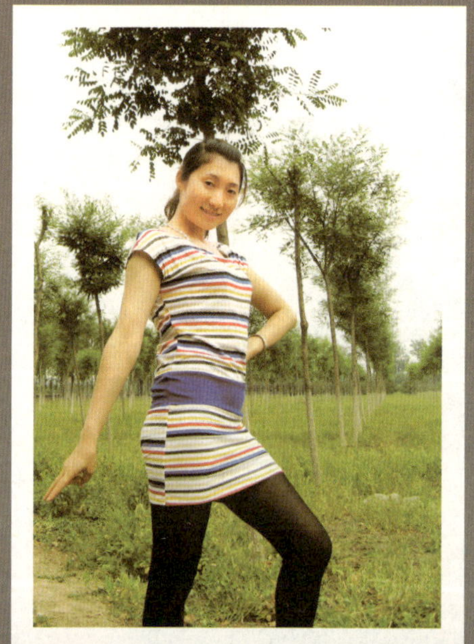

我的体重还算正常，但因为长时间办公室工作，下半身有些发胖，所以想要再减去几公斤体重，保持身形的苗条。后来经过一个月的上下班运动减肥，我减去了3kg体重，下半身也明显瘦了一圈，让很长时间没见我的朋友也感到惊讶。现在我把这个秘方透露给大家，希望能帮助跟我有同样困扰的朋友们。

1. 每天上下班途中，只要能走路时就尽量走路。走路的姿势非常重要，挺胸、收小腹，臀部夹紧，千万不要弓腰驼背。如果走路时不紧缩小腹。不管你走多少路，也无法刺激你的腹部肌肉，你的小腹就不会缩小。此外，驼背会破坏身体的平衡感，降低走路的运动效果。

2. 加大走路的步幅。将走路作为一种减肥的运动，就不能像平常散步一样随便，要适当加大步幅，只有大步流星地向前走，才能运动你的大腿肌肉，避免萝卜腿出现。

3. 后脚跟先着地。后脚跟先着地，而不是整个脚底平放在地面上。将重心放在前脚，每跨出一步，前脚须按照后脚跟、脚心、脚尖的顺序着地，后脚跟会自然上提，腿的曲线就会变得紧实匀称。

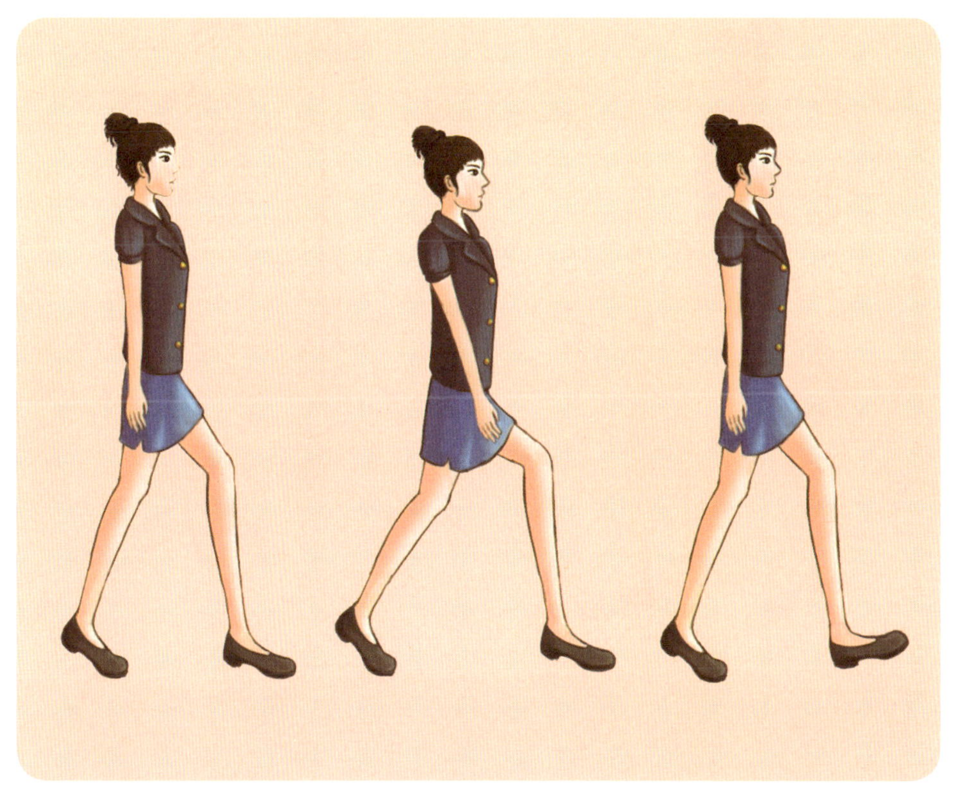

4. 甩包练手臂。女性外出一般都会携带提包，在不妨碍别人的情况下，可以把它当成“微型运动器械”前后甩动，这种甩提包的动作可以锻炼手臂肌肉。但要注意，如果提包过重就不要前后甩动了，不然不仅容易损伤肩关节，还可能打伤周围的路人。

5. 等车时的运动。等车、等信号灯的一段时间，你也不是无事可做。可以利用这段时间进行收腹练习。将注意力集中在腹部，全力收紧，感觉仿佛肚脐贴近后背，坚持6秒钟后还原。如此反复这些简单的练习，只要有时间就做吧！

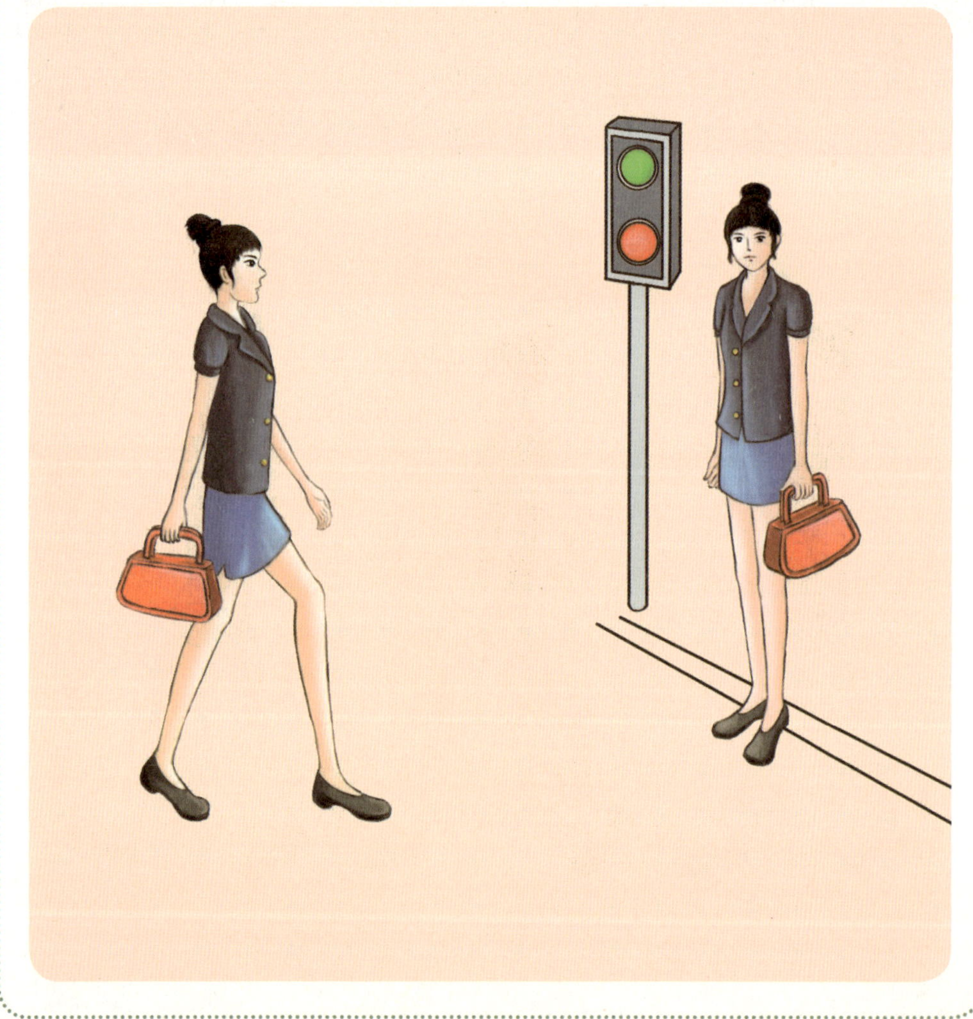

6. 坐在公共汽车上。车上有座位时，你可以轻松地做做运动。腿呈90度摆好，脚跟固定不动，脚尖上上下下反复摆动，这个动作可以锻炼小腿肚的肌肉，让小腿线条更匀称。同时，坐着的时候还能够锻炼腹肌，双腿并拢抬至离地面约5公分的高度，将腿悬空，尽量保持这个姿势，能坚持多久就坚持多久。

7. 站在公共汽车上。车上没有座位也没有关系。因为站着也能做很多小运动。用手拽住车上的吊环，时而用力握紧，时而放松，反复做，可以让手腕变细。或者手握住栏杆，一边数拍子，一边用力向内收腹，这种方法能有效紧缩腹部肌肉，使小腹慢慢缩小。

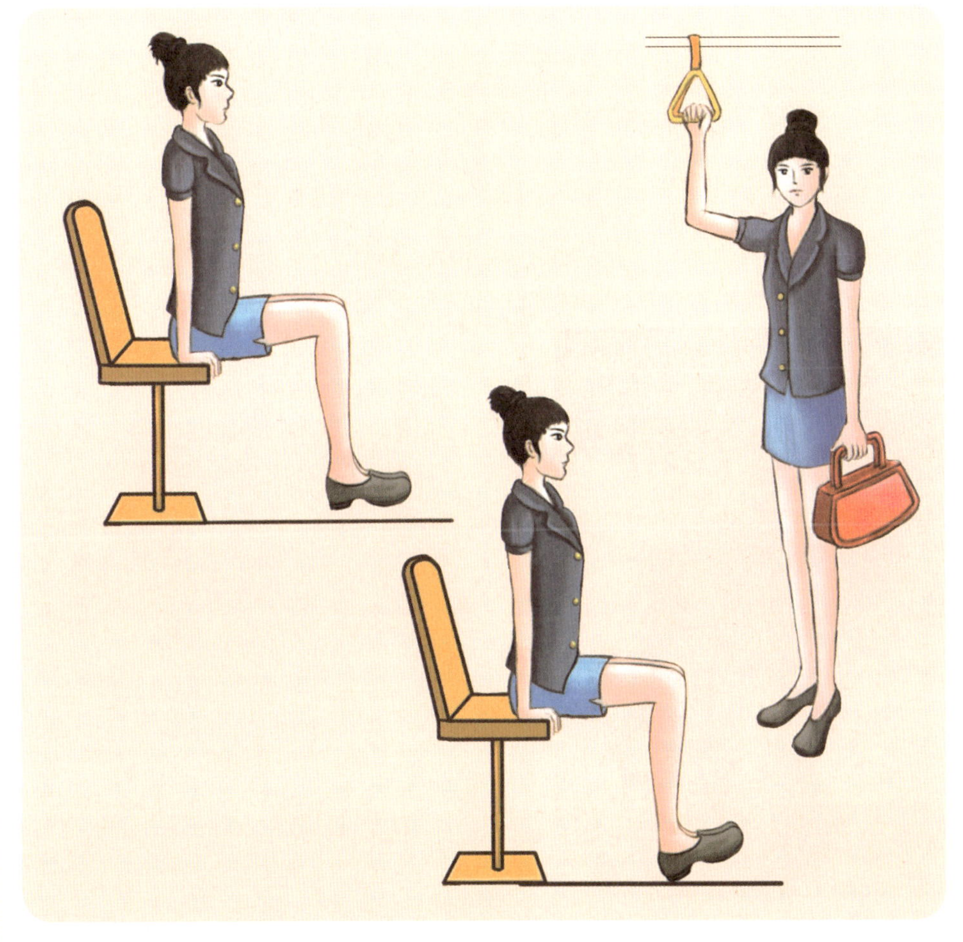

35 家居减肥法

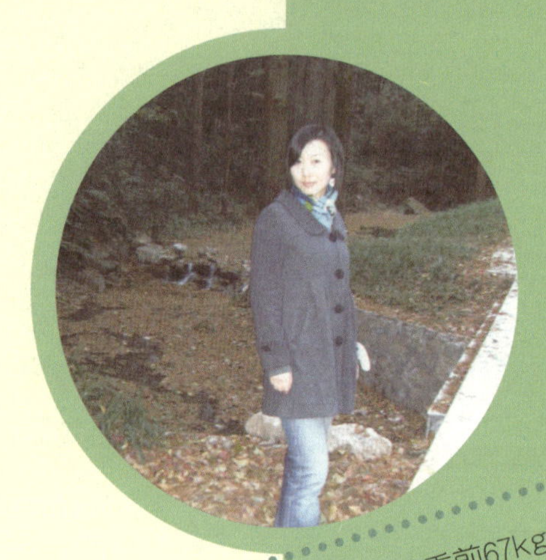

阿蔡——33岁，身高166cm，减重前67kg。

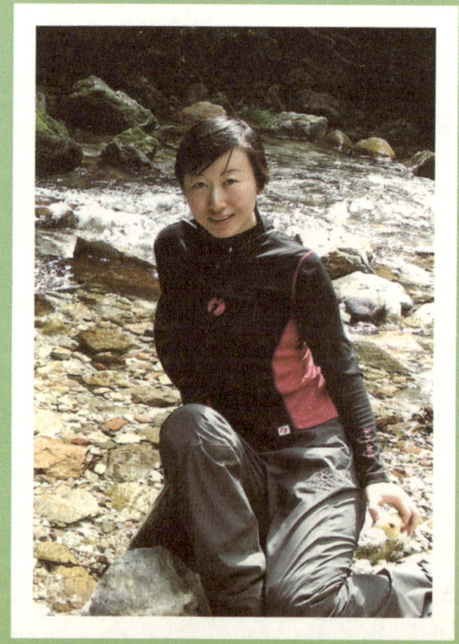

我做全职家庭主妇5年，全职太太的生活没有工作的压力，心情也放松了下来，体重也随之飙升了。后来发现在家务中可以做运动，所以两个星期下来，我减掉了3kg，虽然离自己理想的标准体重还有一段距离，但对自己的减肥计划充满了信心，我决定要用一个月的时间减掉6kg。因为有了好的开始，而且还有了好的成效，所以能坚持下去。

1. 为了使自己整天有精神，每天早上醒来时可在床上做一些轻微的运动。刚睡醒时，把身体侧向一边，两手垫在头下，然后慢慢蜷收膝盖。这个姿势，可以使肌肉有弹性，同时舒缓背部的紧张感。若要强化腹部和前颈，不妨两腿伸直，仰卧床上，双手平放两侧，抬起头和肩膀，持续5秒钟，重复10次。

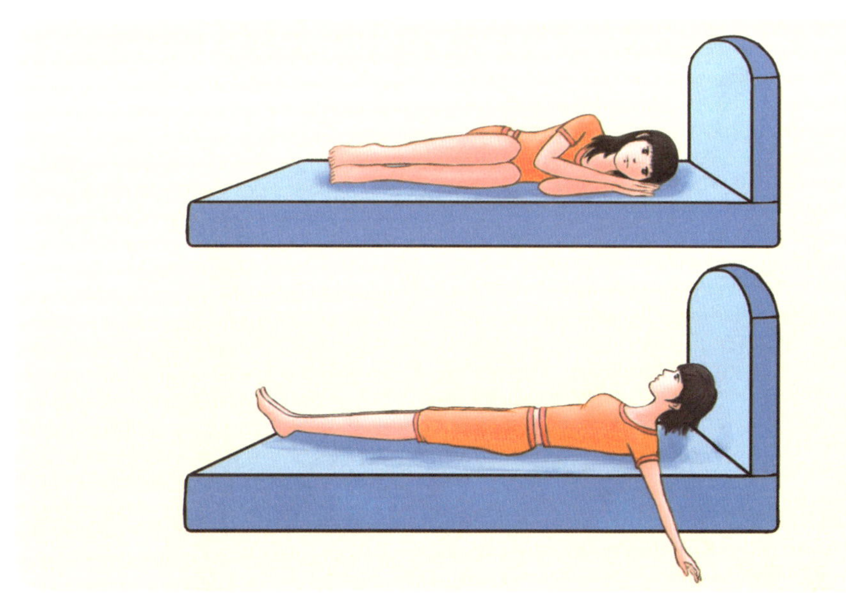

2. 要想使腿部肌肉健美，可以慢慢把膝盖拉向胸前，直到大腿、小腿背面感受到拉力为止。保持此姿势几秒钟，然后放松，再重复，每次只练一条腿。

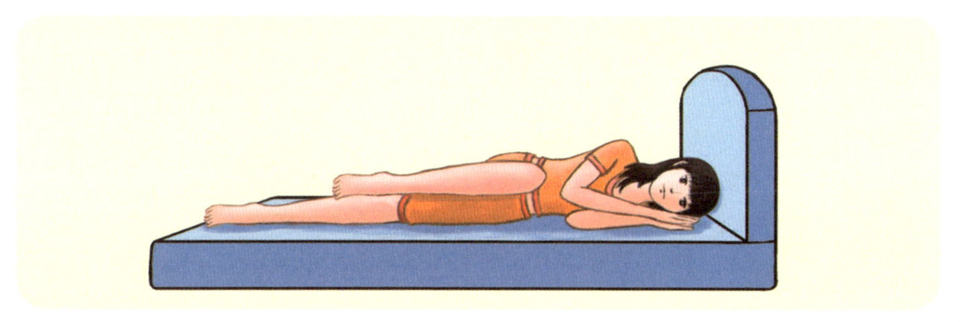

3. 在熨衣服、炒菜、插花等站着干活时，一定张开双腿，站直身体，这样也是一种锻炼。另外，在做室内清洁工作时，如果手中只拿一把扫帚、拖把或吸尘器时，不要只动手臂，应全身都融于动作中，让踝关节、臀部、膝关节等一起跟着动起来。当你从高处取东西时，可以踮起脚尖，尽可能伸展全身，以强化大腿、小腿和臀部的肌肉。

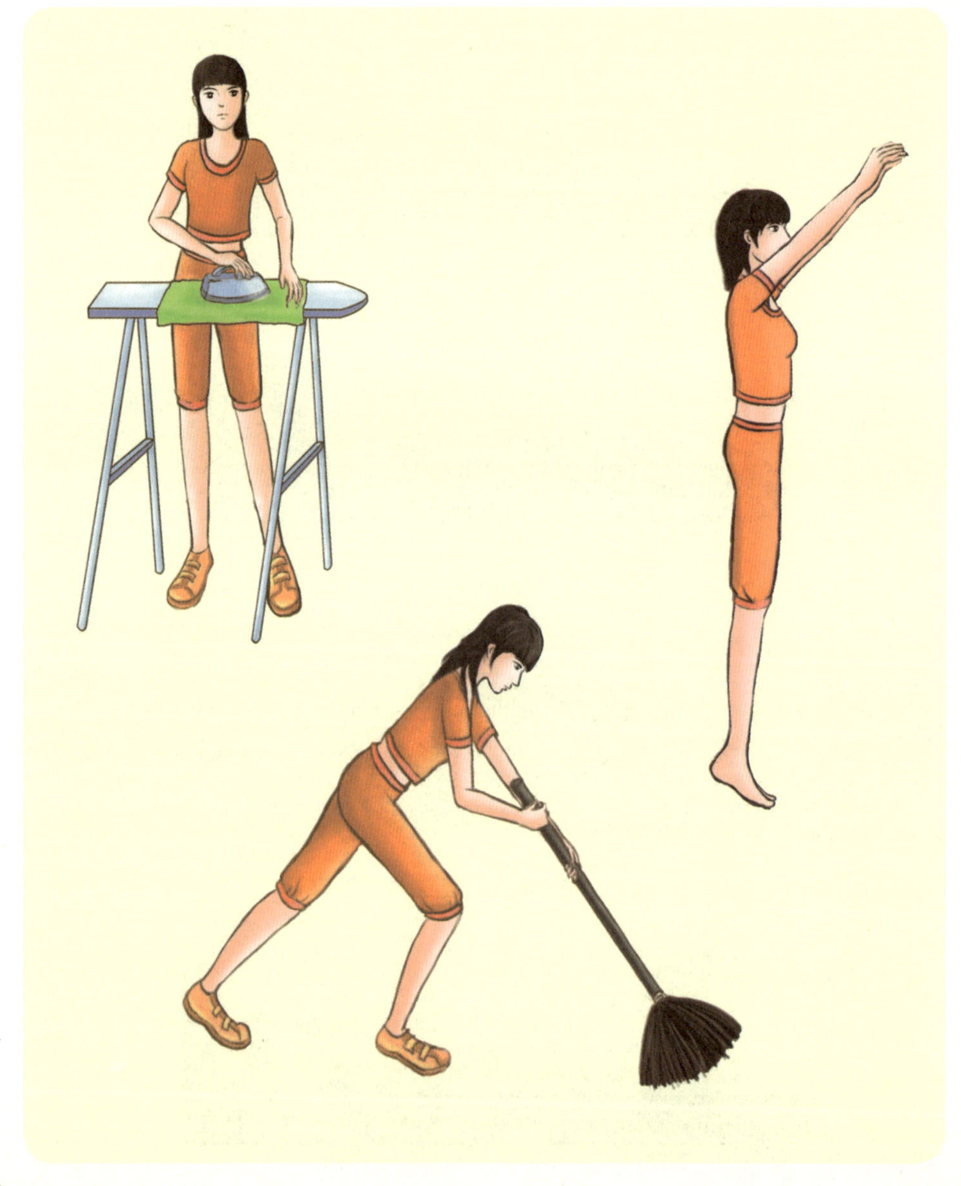

4. 当你弯腰拾东西时，应由腰或股部弯曲，好像在做以手触脚趾的运动，这样做能缩紧大腿和臀部的肌肉(背部有毛病的人，则避免此动作)。走路的时候要挺直脊背，把头扬起来，像用一根线拉直的木偶一般。

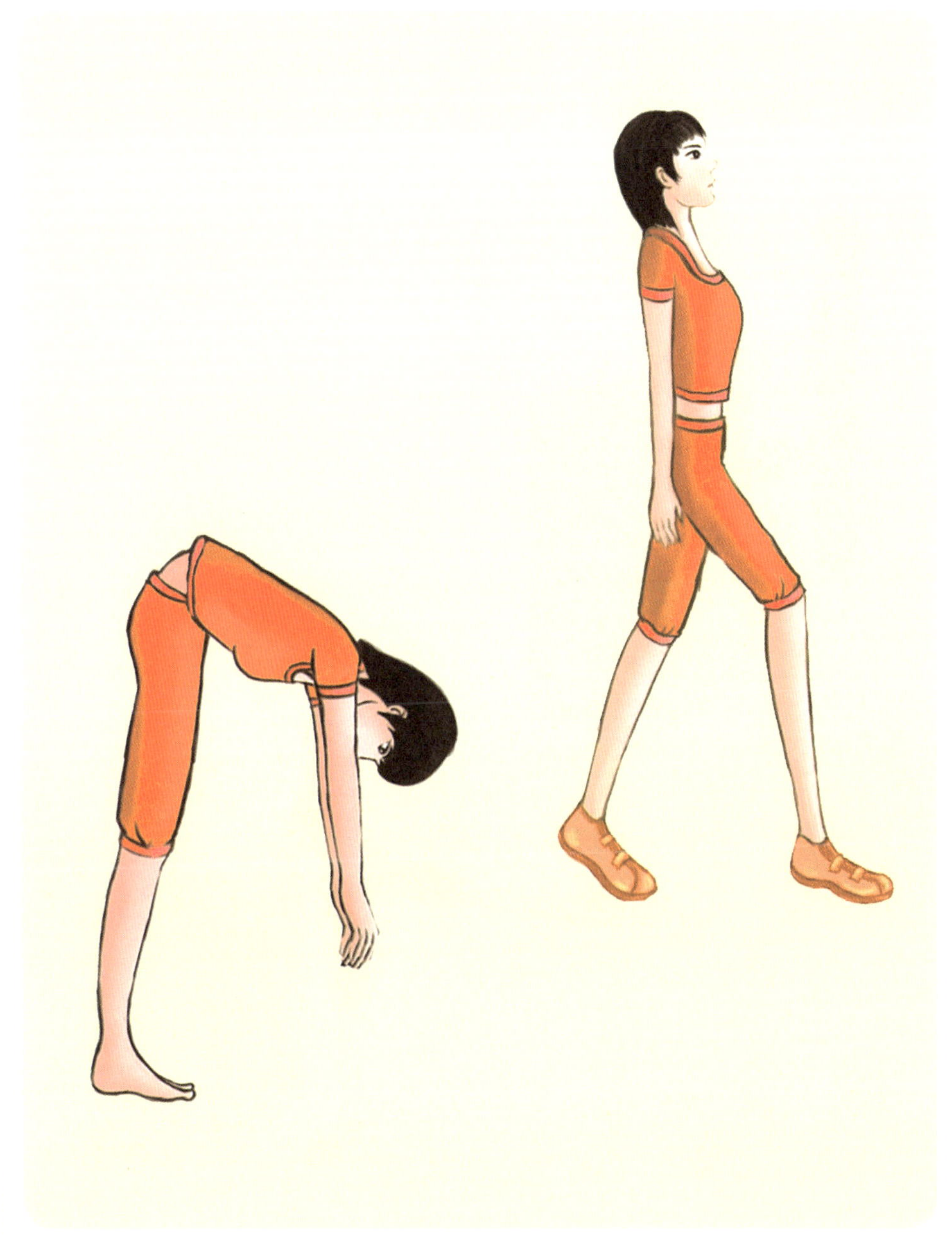

5. 利用烹饪或洗碗的空当，把灶间当成芭蕾舞的练习场所，在灶台90cm处侧站，用左手抓住台边，举起右腿、膝盖与脚尖伸直，前后摇摆10次，左腿重复做，然后面对洗菜池伸直手臂，握住池边弯曲膝盖，并维持5秒钟。也可在家里常买一些比较肥大的衣服穿。这并不是要你“长到”能穿肥大衣服，而是使你在穿上这种衣服后能去掉“因肥胖而愧疚”的感觉。这并不需要花许多钱，但你能很快收到减肥效果。这恰是一种心理“急救法”。

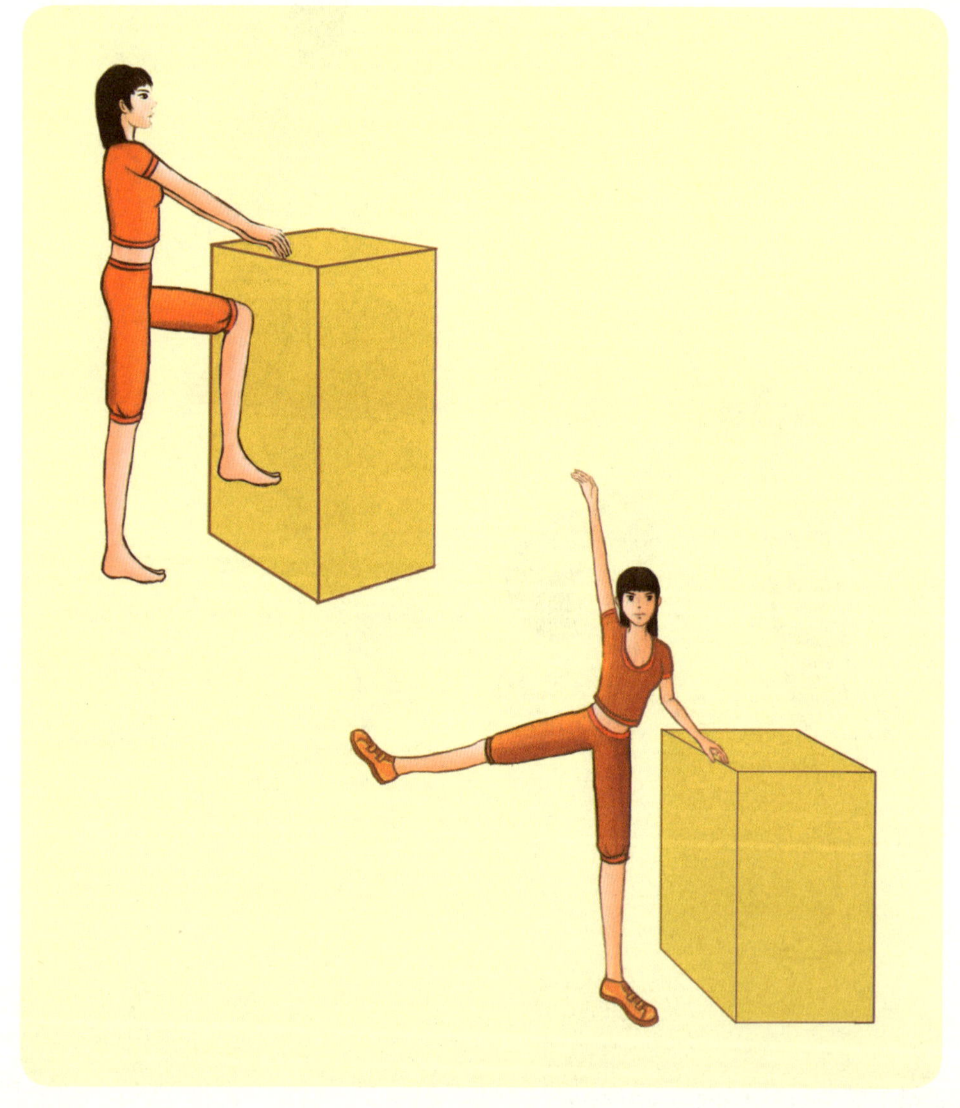

36 爬楼梯减肥法

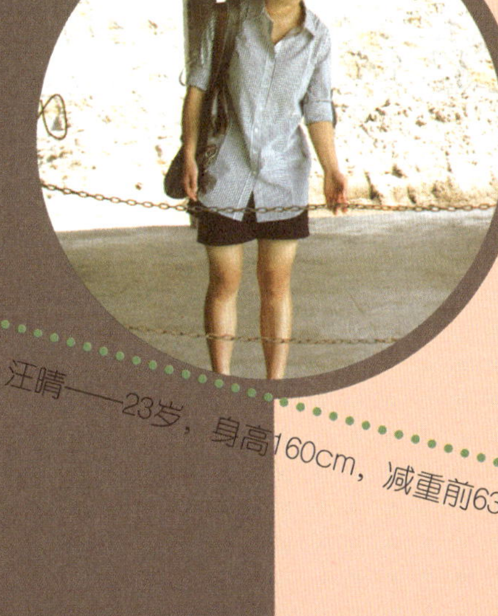

汪晴——23岁，身高160cm，减重前63kg。

我这超重的体重让自己觉得像吹起来的气球，看到别人成功减肥后，我也下定决心要减去自己的一身赘肉，让自己也变得清瘦美丽。我选择了运动量较大的爬楼梯减肥法，终于在坚持了21天后，体重下降了好多，降到了55kg。我由衷地发出了感慨：毅力呀毅力，只要有毅力，每个人都可以成功的哟！来看看我是怎样爬楼梯的。

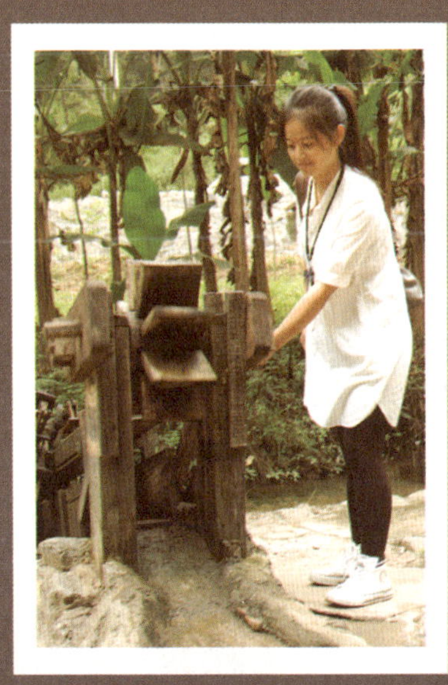

第一阶段：小运动量减肥——爬楼梯来回10次

我家在6楼，于是我每天早上和晚上坚持爬楼梯来回10次，刚开始的时候确实很吃力，腰酸腿疼，而且速度稍微加快就会气喘吁吁，但是坚持了一个星期，再爬楼梯就感觉轻松很多了。

第二阶段：加大运动量——每天爬楼梯30～40次

前面的一段时间都是小运动量的，然后我体质稍微好一点了就加大了运动量。早上30次，晚上40次。并且在爬楼梯的期间快慢结合，做一些冲刺跑，配合一些腿部和手臂的力量练习。

至于饮食方面，我没有刻意地节食，只是减少了肉的摄入，多吃了蔬菜，因为这个运动是很需要体力支持的哦！所以千万不要节食，只需要减少高热量食物的食用量就行。

37 精油按摩减肥法

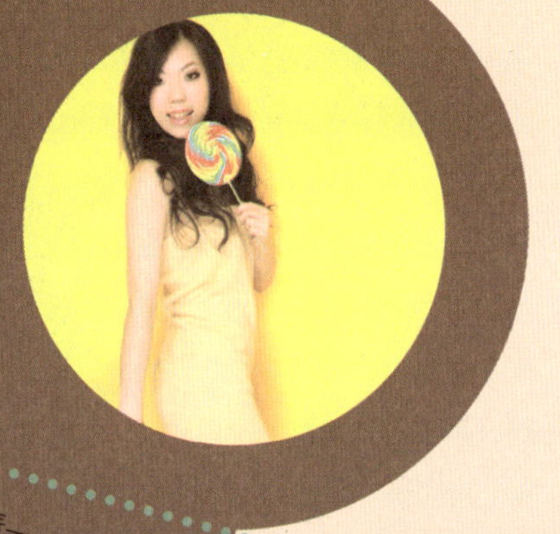

青青——24岁，身高168cm，减重前60kg。

我对自己的身材要求很高，希望每一个地方看起来都没有赘肉。也希望能够摆脱难看的“橘皮组织”。所以我选择了精油按摩减肥法，每天都会坚持做按摩，一周下来，居然减轻了2kg；再坚持1个月后，感觉身体更紧实了；3个月后，我的体重降到了55kg，并且身上的橘皮组织明显减少了，看来这精油这么贵，确实是物有所值的。

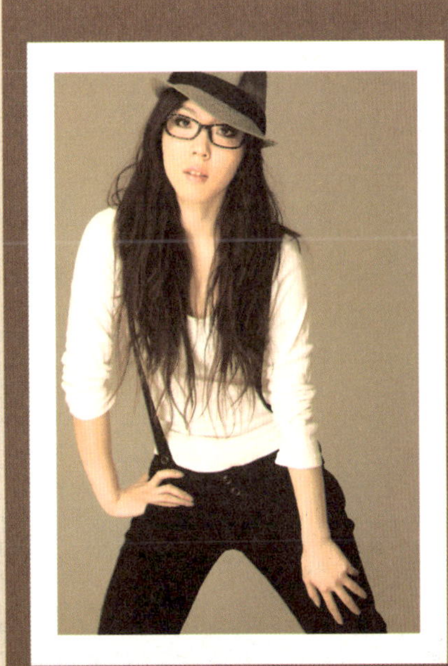

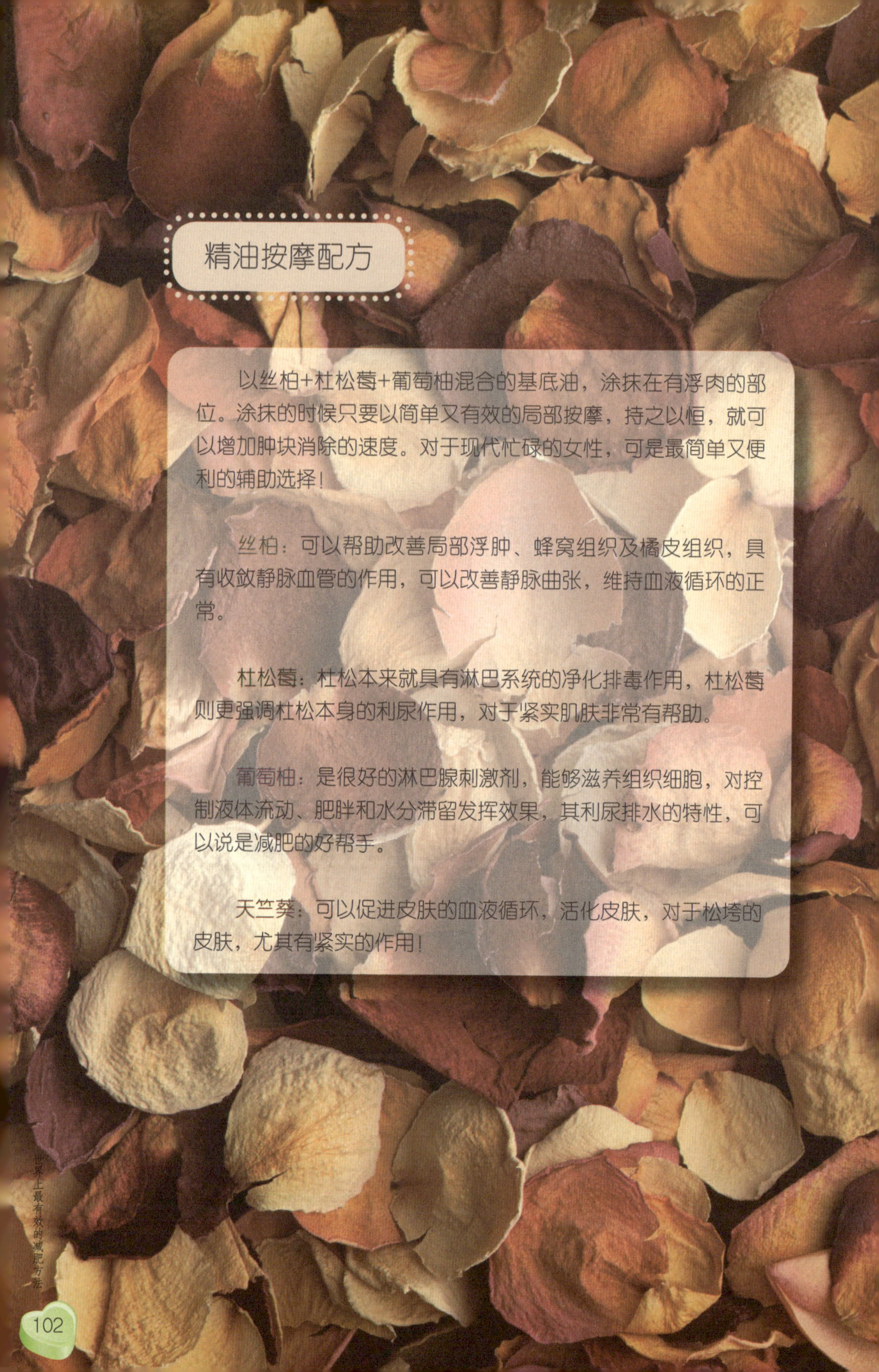

精油按摩配方

以丝柏+杜松莓+葡萄柚混合的基底油，涂抹在有浮肉的部位。涂抹的时候只要以简单又有效的局部按摩，持之以恒，就可以增加肿块消除的速度。对于现代忙碌的女性，可是最简单又便利的辅助选择！

丝柏：可以帮助改善局部浮肿、蜂窝组织及橘皮组织，具有收敛静脉血管的作用，可以改善静脉曲张，维持血液循环的正常。

杜松莓：杜松本来就具有淋巴系统的净化排毒作用，杜松莓则更强调杜松本身的利尿作用，对于紧实肌肤非常有帮助。

葡萄柚：是很好的淋巴腺刺激剂，能够滋养组织细胞，对控制液体流动、肥胖和水分滞留发挥效果，其利尿排水的特性，可以说是减肥的好帮手。

天竺葵：可以促进皮肤的血液循环，活化皮肤，对于松垮的皮肤，尤其有紧实的作用！

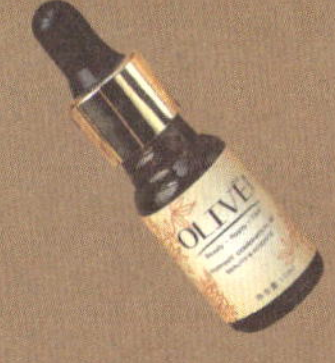

常见的减肥塑身精油：

杜松：可排毒净化，帮助代谢废物。

丝柏：具有帮助身体排水的功能。

葡萄柚、柠檬、柑橘类精油：可提高活力及美白，葡萄柚的效果又比柠檬强。

迷迭香：可让大脑更清醒，促使身体机能活跃，加强循环。

小茴香：可抑制食欲。

月桂、冬青：二者都是强效的燃脂精油，最好不要同时并用，以免太过刺激，其中冬青又具有排毒的功能，比月桂更刺激。

胡萝卜籽：可治松垮，多利用在瘦身后期定型的步骤中。

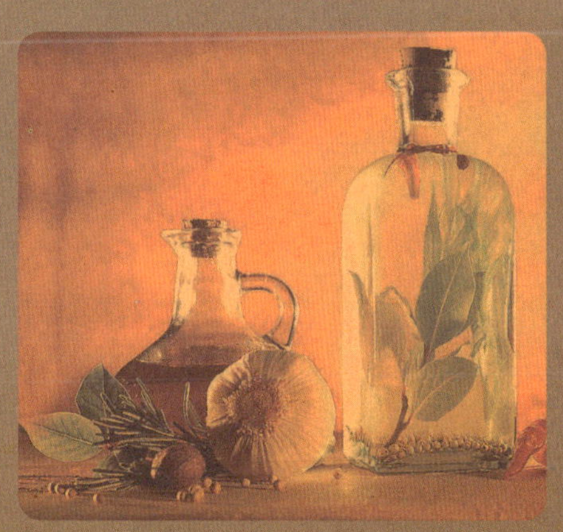

其实我比较懒，我的按摩法也就是自己拿着精油上美容院，利用美容师专业的手法来给我做全身按摩，以达到瘦身目的。不过以上公布的这些减肥精油配方，都很有效果，供大家参考。

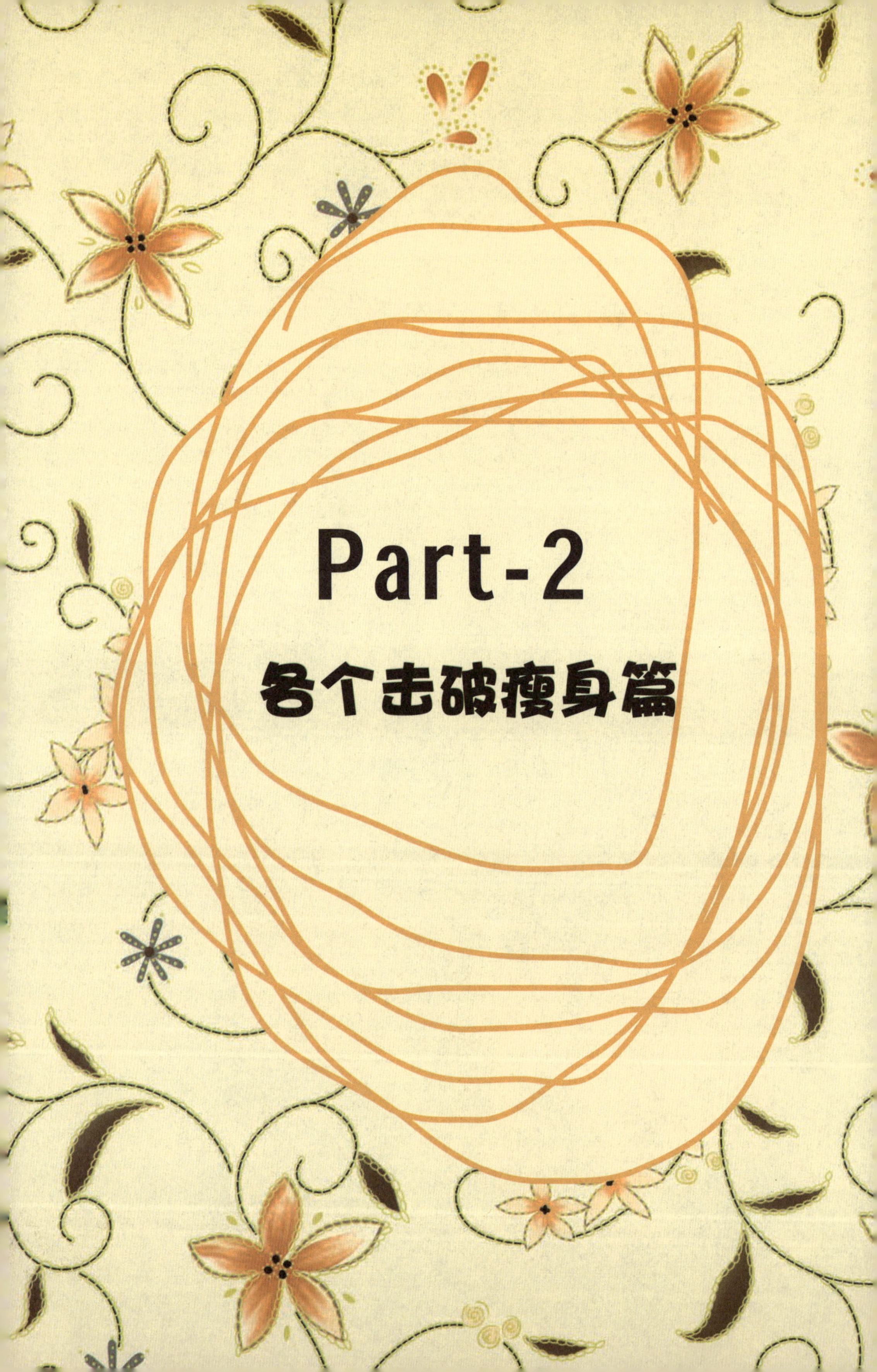

Part-2

各个击破瘦身篇

一、瘦腰

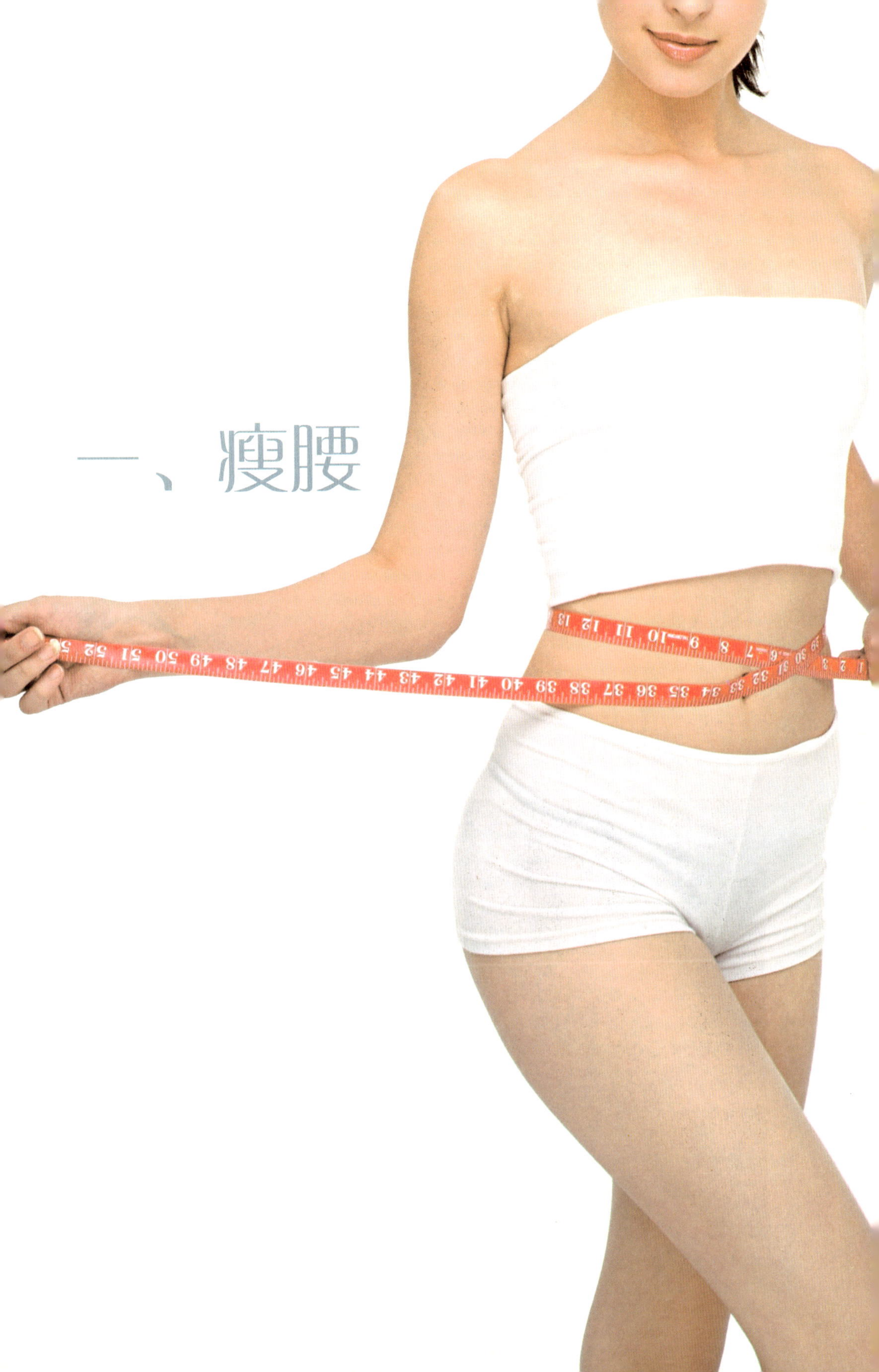

1 经典五动作，拥有小蛮腰

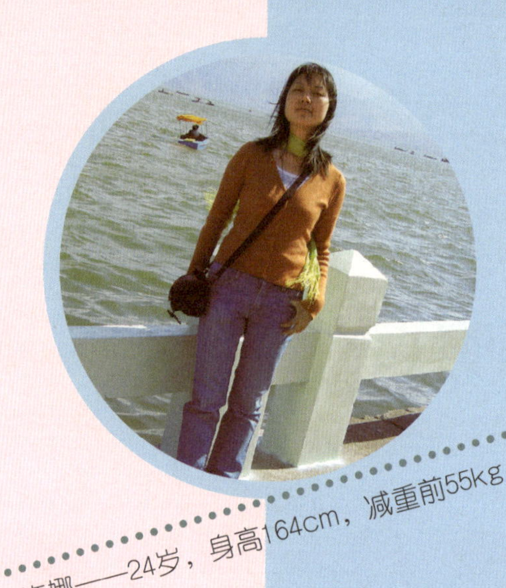

许娜——24岁，身高164cm，减重前55kg。

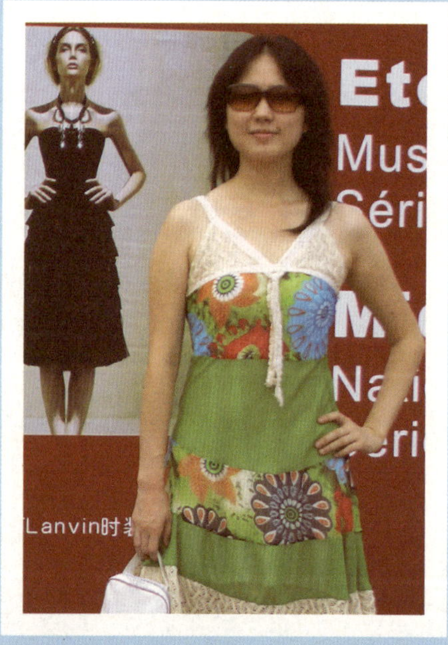

我全身上下，除了腰比较粗以外应该说是比较完美的，所以一个月以来我的减肥突破点一直放在腰上，我也在两个月后的婚礼上变成了所谓的"小腰精"，让我的婚礼变得非常完美。所以我想把这个方法教给所有即将做新娘的朋友们，也希望能带给你们一个完美婚礼。

其实动作很简单，就看个人能不能坚持了。首先经典五组动作，每一组都要认真做哦！

第一要点：

第一组

最有效的仰起动作，特别抢救腹部。看上去很简单，你可能以为自己早就会做了，但是，请注意细节！

1. 仰面平躺，双手放在耳后。屈双膝，双脚分开同肩宽。

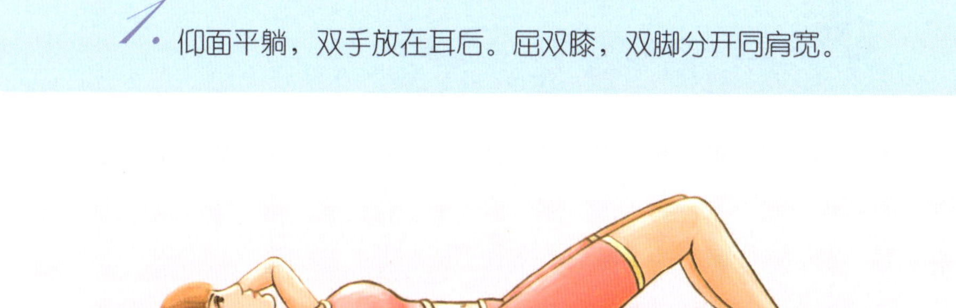

2. 呼气，向上抬起身体，到眼睛可以平视膝盖即可，吸气停留数秒。呼气平躺。重复动作8～10次。

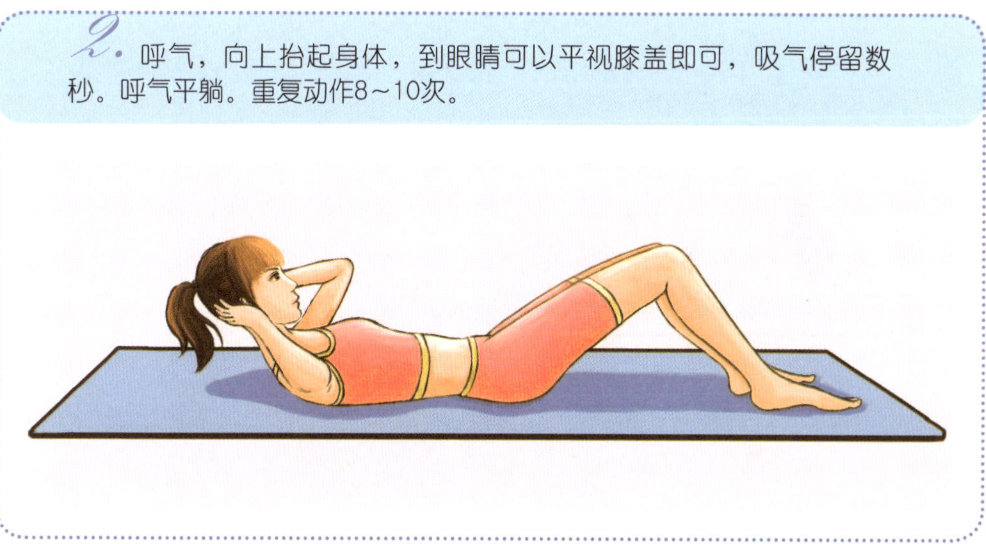

第二组

1. 仰面平躺，双腿伸展，双脚交叉。呼气，肩部抬起，双目平视足尖即可，双臂平伸，与足尖同高。

2. 吸气，双臂后展于耳侧。呼气，平伸。控制呼吸节奏，抬伸双臂15～20次。

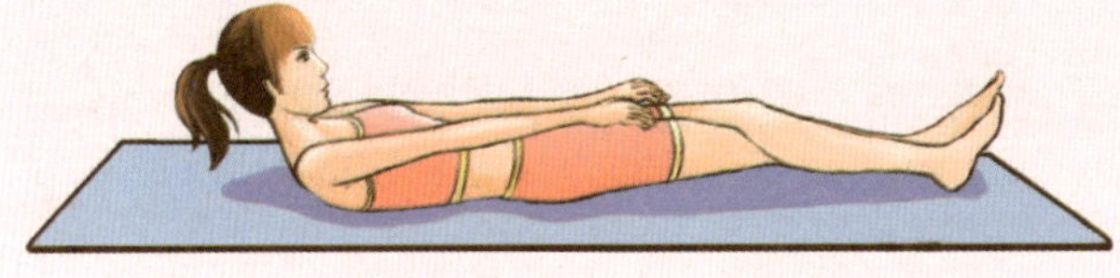

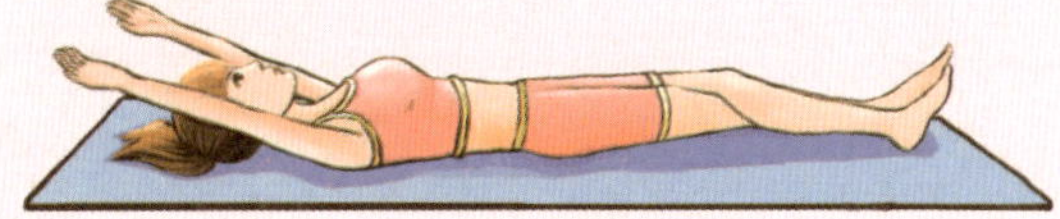

第三组

1. 仰面平躺，屈双膝，双脚分开与肩同宽，双手抱在耳后。吸气，双肩与上背部抬离地面至双眼与双膝同高。保持下半身稳定，呼气，上半身向左侧扭转。

2. 吸气，向右侧扭转，同时左臂平伸，指向右膝盖。控制呼吸节奏，左、右交替扭转15～20次。

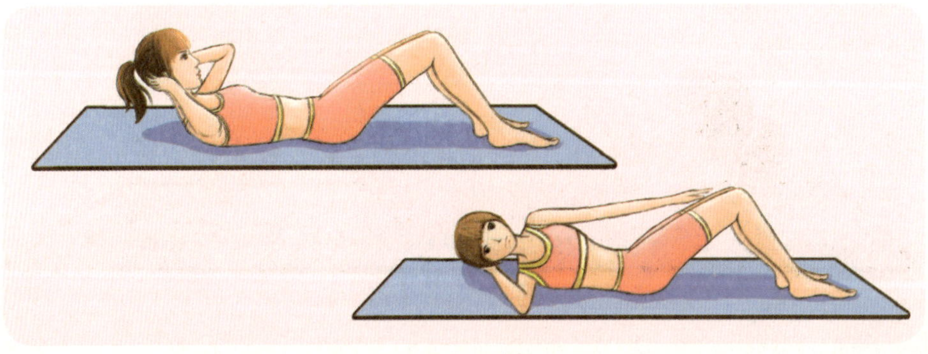

第四组

1. 仰面平躺。背部贴向地面，双臂平放在身体两侧。呼气，向上举起双腿，身体呈直角。

2. 吸气，双腿平伸，离地15~20cm，随着呼、吸节奏，左右腿交换屈蹬15~20次。

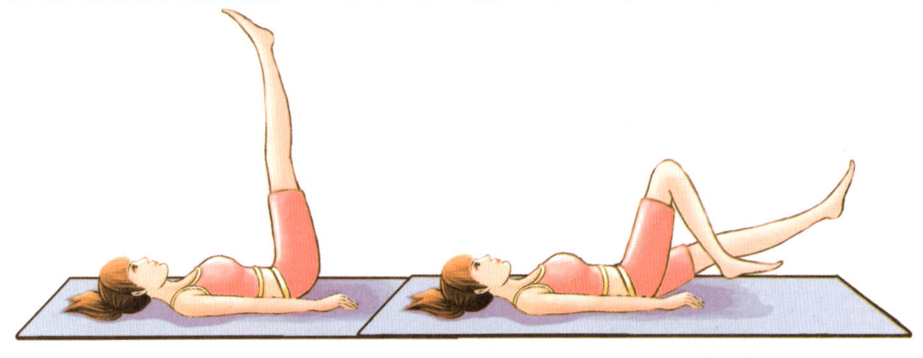

第四组

1. 仰面平躺。背部贴向地面，双臂平放在身体两侧。呼气，向上举起双腿，身体呈直角。

2. 吸气， 双腿做剪刀踢15~20次。

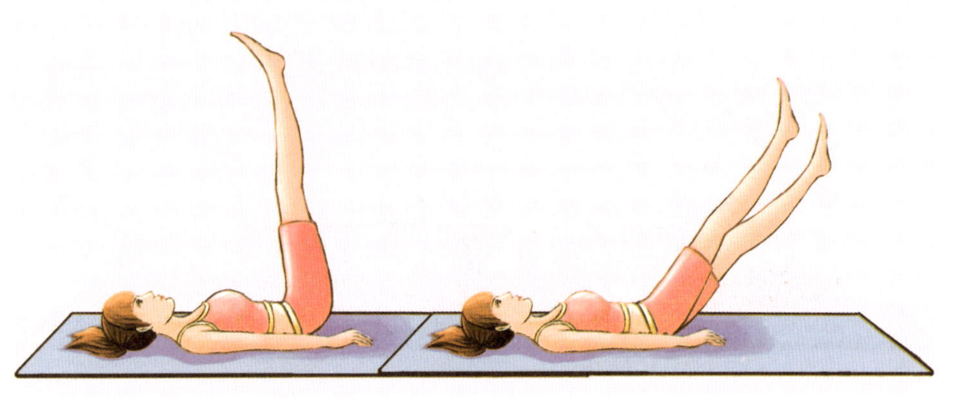

第二要点：

接下来我们还要来练瘦腰健身操，让你迅速现出小蛮腰。

1. 踩单车——仰面躺在地板上，两手交叉抱在头后；两膝向胸部收，把两肩胛骨提离地板；伸直左腿，与地约成45度角，同时把上身扭向右边，使左肘部向右膝盖靠近；恢复到原来姿势后马上换右腿，使右肘部向左膝盖靠近，左右轮流，像骑单车的动作一样，重复12~16次。

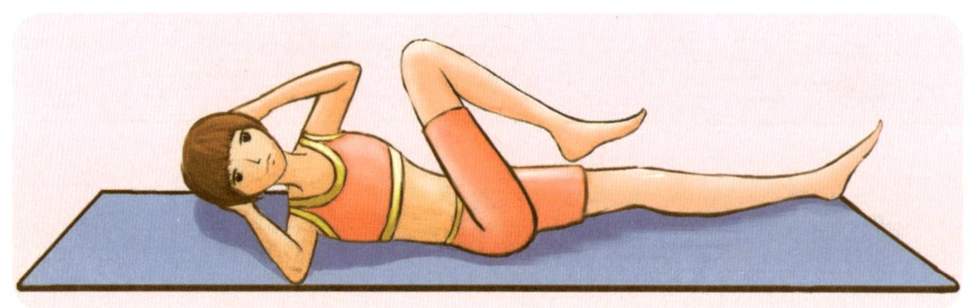

2. 伸臂收腹——躺在垫上，自然向头部后面伸直手臂，两手相扣，手臂贴着耳朵；收缩腹部，把肩胛骨向上提，重复12~16次。

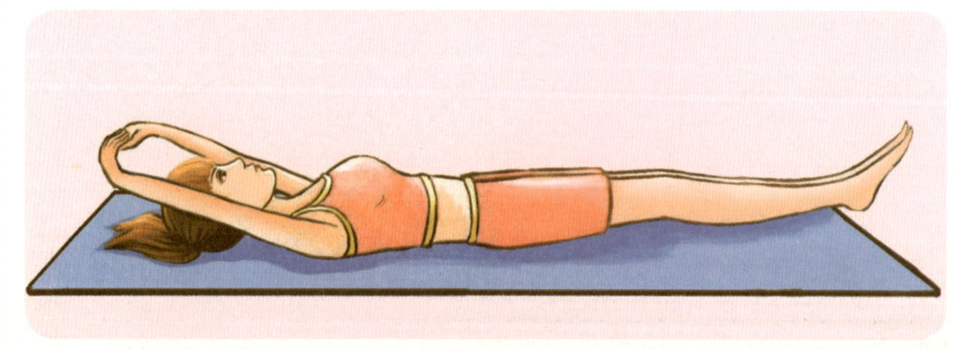

3. 垂直伸腿——仰卧在地板上，两腿向上伸直，膝盖交叉；收缩腹部，把肩胛骨提离地板，感觉好像要把自己的胸腔移向脚部一样；两腿保持在一个固定的姿势，想象腹部压向脊椎的感觉，重复12~16次。

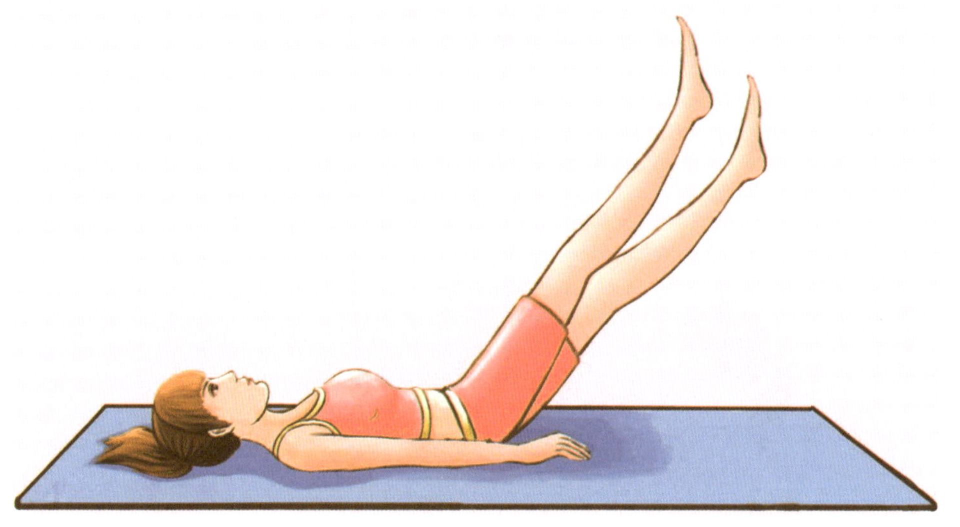

4. 收腹提臀——仰面躺在地板上，两手平放在地板上，或者交叉抱在脑后；两腿膝盖向胸前收，使它们成90度；收缩腹部，收臀离地使两腿向上移动；动作的幅度很小，只是提臀而已，不用摇动两腿，重复12~16次。

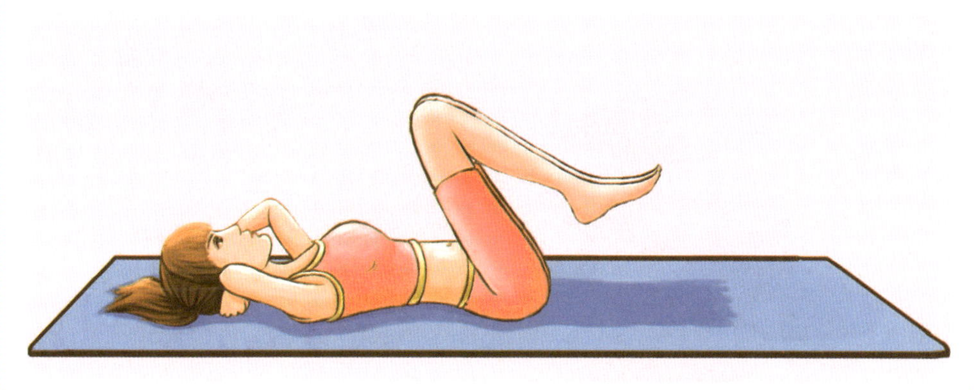

5. U形伸腿——仰卧在地上，两腿垂直伸向天花板；两手轻轻环绕抱头，收缩腹部，把肩胛骨向天花板方向上提；同时，绷脚使脚尖向上提，身体呈U字形；重复12~16次。

累了吧，那就洗个澡，睡上一觉，明天继续！记住一点，坚持就是胜利！

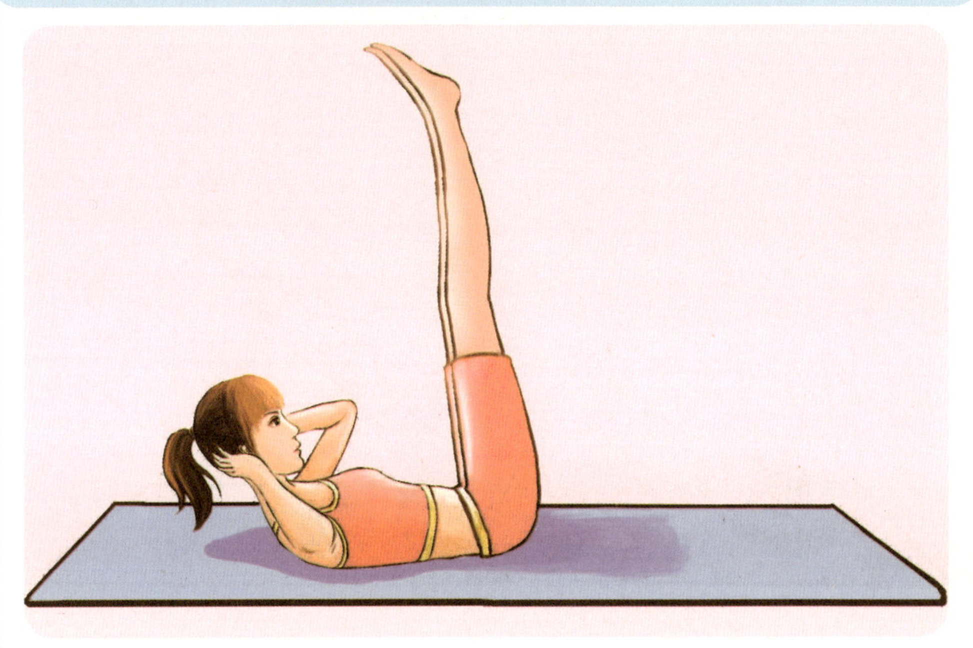

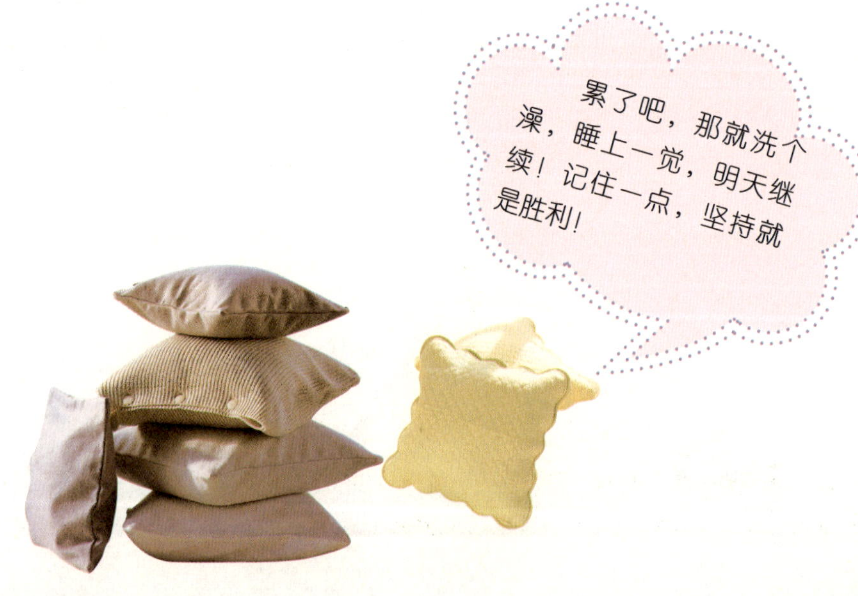

2 我是怎么样丢掉水桶腰的

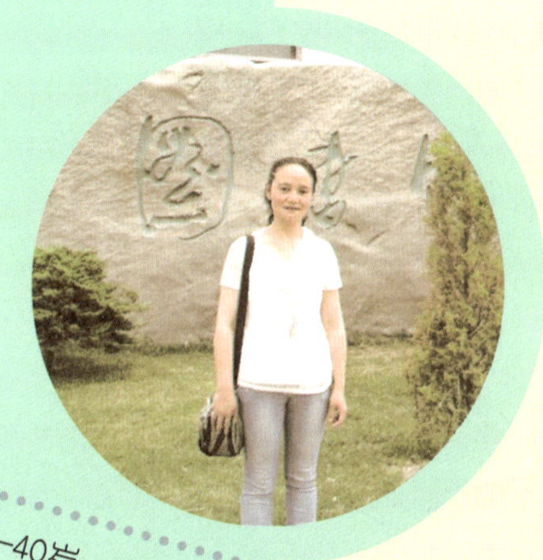

彭玲——40岁，身高161cm，减重前59kg。

到了我这个年龄，腰上囤积厚厚的脂肪是难免的，有时候也懒得去管，就随便它长，可是突然有天女儿跑过来摸着我的腰很认真地说"妈妈，你该减肥了，要不好看的衣服你都穿不了啦"。是啊，自从有孩子以后，一心都放在孩子身上，自己也没在乎过身材怎么样，总是一件宽大的T恤就行了，谁知道就是这样的T恤使腰上的肉越积越多，变成了如今的"水桶腰"。回忆起年轻时自己的样子，有了想减肥的冲动。后来在老公的一句"你这身材哪有腰可言啊"打击后，我决定一定要减掉水桶腰，证明给老公看看，我也是有腰的人。把这想法跟女儿讲后，她比我还激动，四处给我找来了各种方法，我也经过两个月的辛苦努力，终于让老公在我面前承认了错误。看来小蛮腰还是可以再现的，只要用对方法，就能实现。我只是做到以下几点后就丢掉了水桶腰。

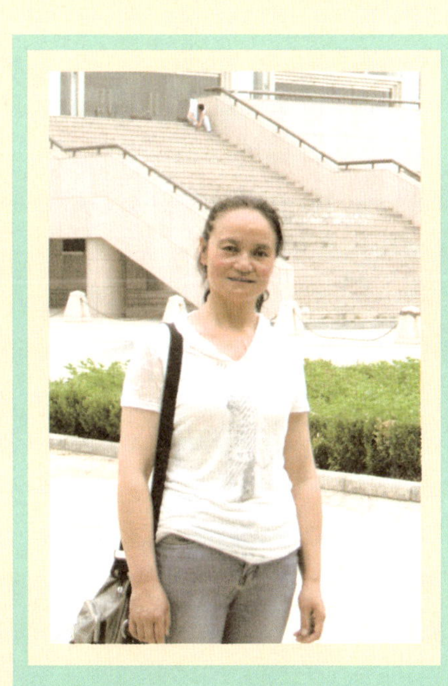

1. 饭后一小时到两小时之间。单腿站立，另一条腿膝盖弯曲向前举起，使大小腿之间成90度角，双手平举，维持30秒。再换另一条腿，两腿以此方式交替，每天约五个回合。

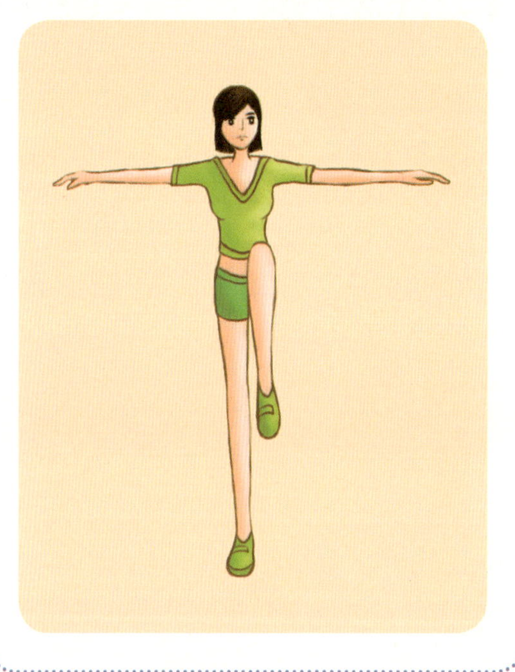

2. 缩腹走路首先要学习“腹式呼吸法”：吸气时，肚皮胀起；呼气时，肚皮缩紧。对于练瑜伽或练发声的人而言，这是一种必要的训练。它有助于刺激肠胃蠕动，促进体内废物的排出，顺畅气流，增加肺活量。平常走路和站立时，要用力缩小腹，配合腹式呼吸，让小腹肌肉变得紧实。刚开始的一两天会不习惯，但只要随时提醒自己“缩腹才能减肥”，几个星期下来，不但小腹趋于平坦，走路的姿势也会更迷人。

3. 热身活动10分钟，至全身微微出汗后，再用保鲜膜捆扎腹部5～6层，平卧位做腹肌运动。

脐上练习：下身固定不动，仰卧起坐，旨在使胃部凸出部分收紧平坦。

脐下练习：上身固定不动，双脚抬起做屈伸腿和头上举练习，目的是收紧和减去整个下腹围。

腹外斜肌练习：完成上下腹部练习后，再做各种腰部转体练习。这种练习作为辅助练习，使上下腹部练习的减肥效果更加明显。

运动完后揉捏腹部，“驱赶”脂肪。有道是：“七分运动，三分揉捏。”要想腹部尽快去脂，在腹部运动后再以顺时针和逆时针做环形按揉各100次，“驱赶”脂肪，促进脂肪代谢。以上方法每次做30分钟，每周3～4次，坚持45天必有显著效果。

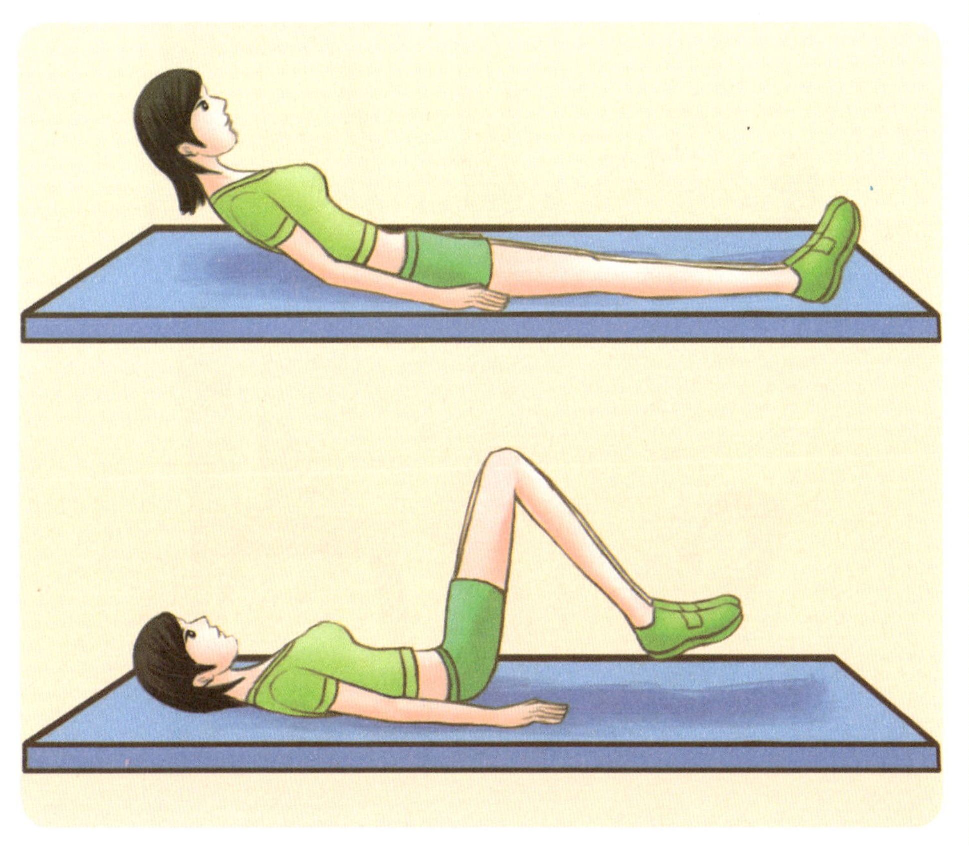

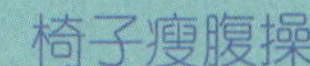

4. 椅子瘦腹操

在日常生活中很少运动到腹部的肌肉，加上长期坐在办公室里，腹部的赘肉就不请自来了。面对这样的情况，每天睡前做一下椅子瘦身操就非常有必要了。首先，平躺在地板上，双脚搁置于椅子上，大腿与地面成直角。左手置于脑后，右手向旁伸直。然后逐渐抬高上半身，达到与地板成30度角，上半身前倾时左手肘要扭向右膝。这个动作每组15次，每天坚持做3组，两周内就可以看到效果。

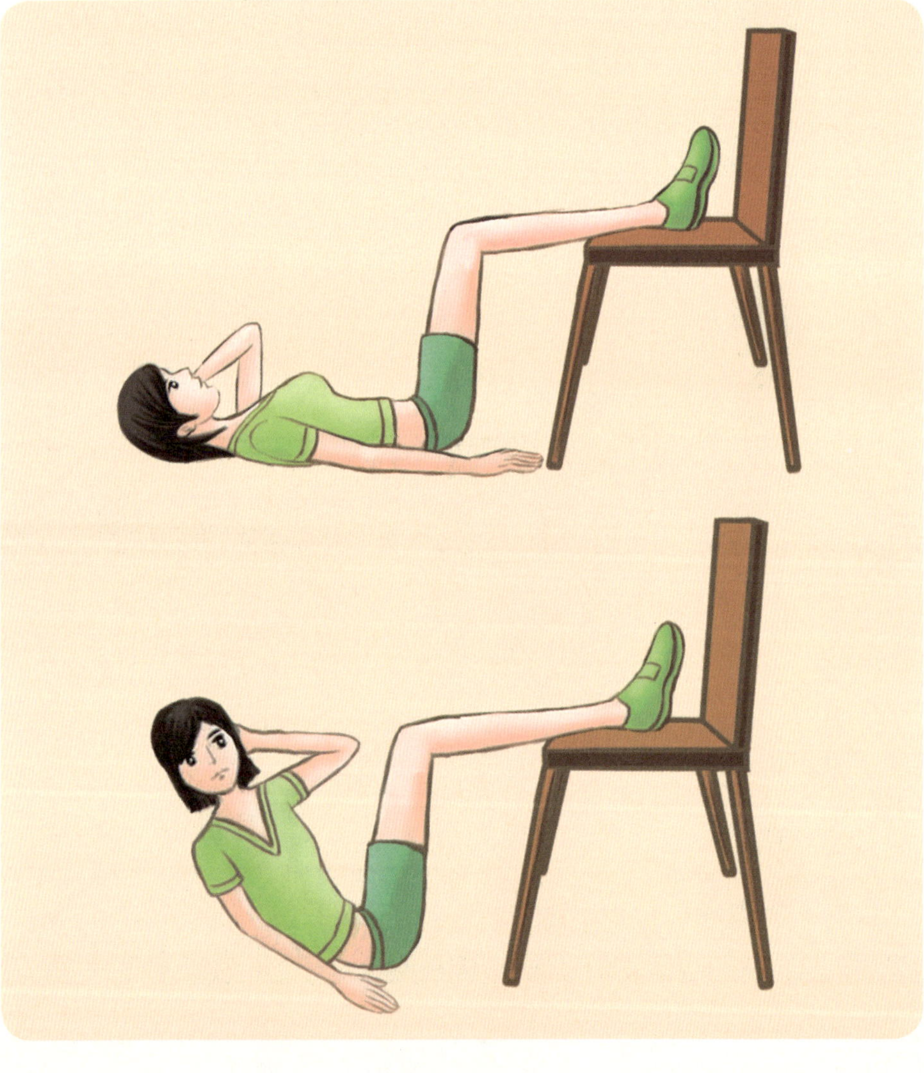

5. 粗盐瘦腹法

不得不说，有些女性朋友就属于那种很倒霉的天生腰粗型。所以对于腹肌肥大的女性朋友来说，为腹部长期“加餐”是最好的瘦腹办法。可以去超市买几袋粗盐放在家里备用，每次淋浴前，取出一杯粗盐加上少许热水搅拌成糊状，再将其涂在腹部。按摩大约10分钟以后，用温水将其冲掉。每次洗澡前都坚持用粗盐按摩，即使再难搞定的腹肌，也会有凸凹变化。需要提醒的是，若是肌肤比较敏感的人，请选择专用的“防敏感浴盐”。

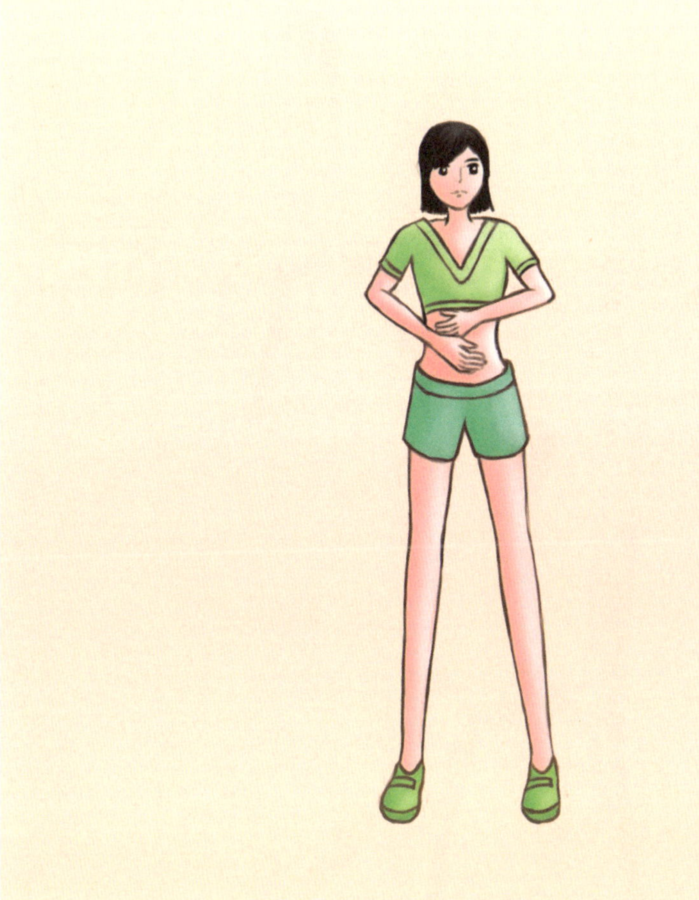

6. 坐姿瘦腰法

动作一：坐在凳子外三分之一位置，两脚自然并拢，大腿与身体的角度要小于90度，收小腹。

动作二：小腿提起，使腹部有紧绷感。收腹仰起时，手肘不要往前，眼睛看45度方向，这角度可防止颈压迫。

动作三：小腿抬起两秒，让腹部保持紧绷感，然后还原到初始状态再坚持四秒。

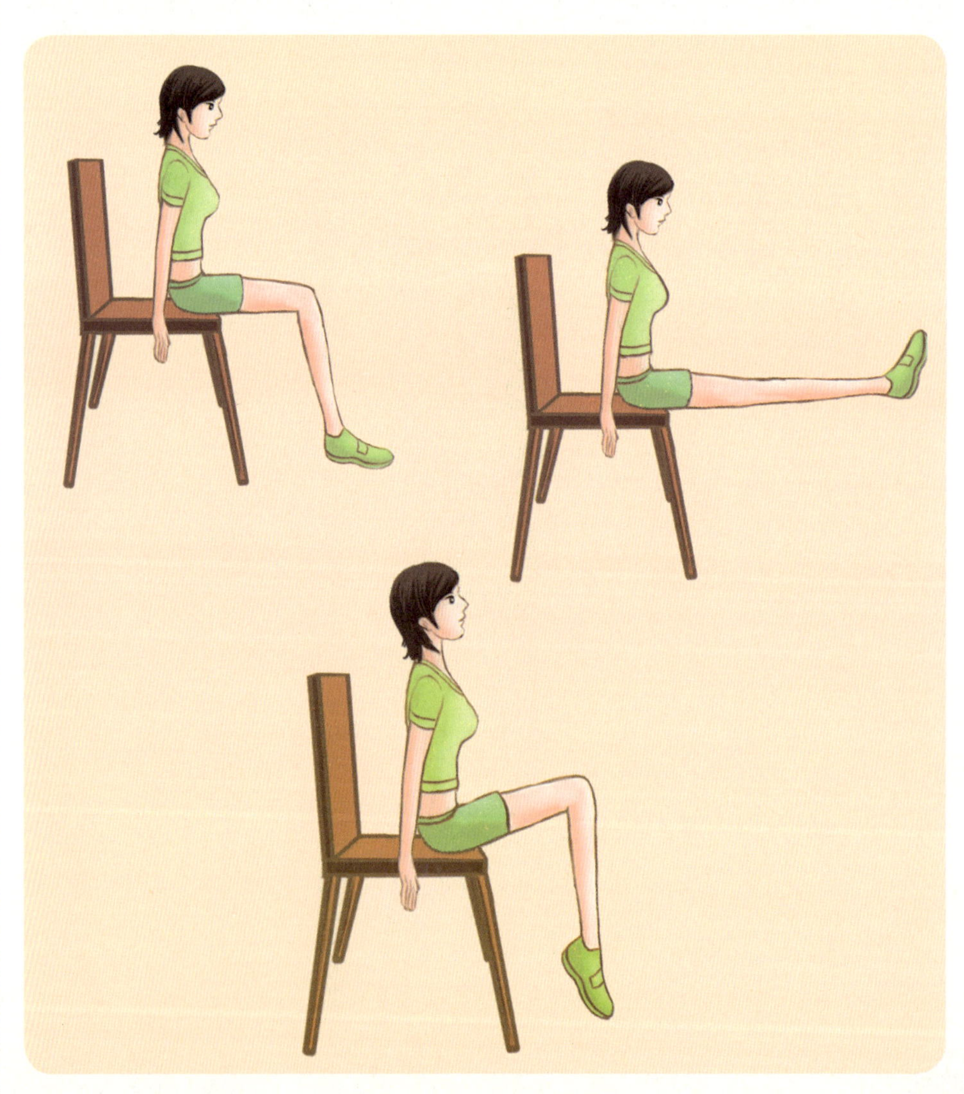

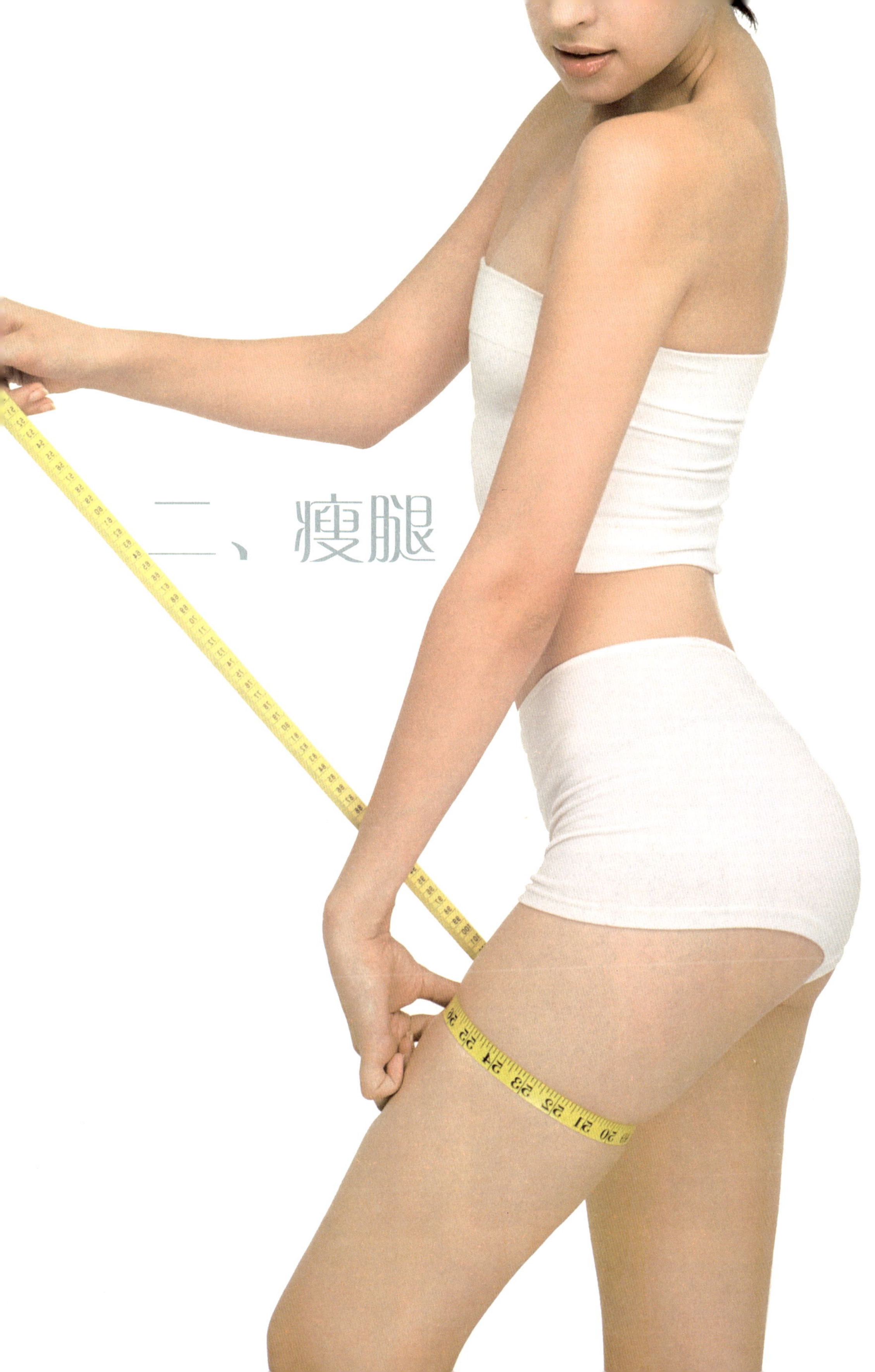

二、瘦腿

1 让大象腿走开

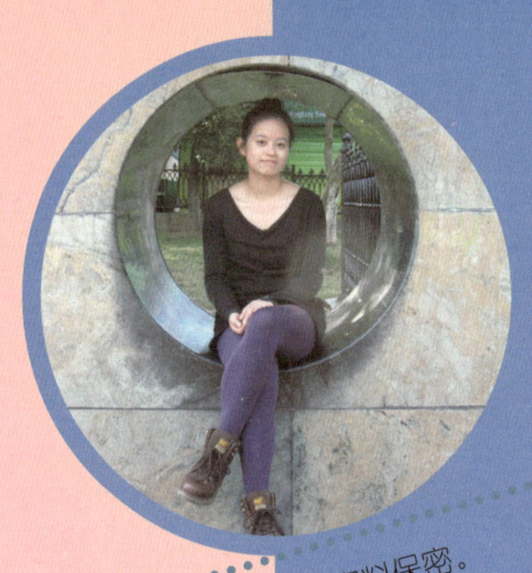

萱萱——22岁，其他资料保密。

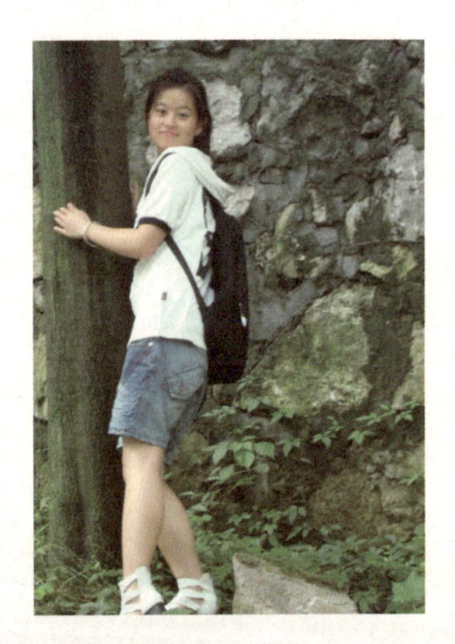

我经常被大家称为"大象腿"，所以很懊恼，我尝试了很多种健身法，最后归纳了以下几种，而且还非常有效，经过两个月的时间我的腿瘦了一圈。

锻炼大腿和臀部肌肉的最佳运动是步行、骑自行车(包括在室内骑健身自行车)、越野滑雪、爬楼梯。以上集中运动的功效不言自明，特别是跑步和骑自行车，都要坚持四十分钟以上才可以达到预期的效果。同时，爬楼梯也是很实用的一种瘦腿方式，每天两组各三十分钟的上下楼梯法也会令你看到不错的改变。下面我要给大家介绍的，就是这几种简单有效的瘦腿体操。

瘦大腿美体操

1. 仰卧在地板上，腿抬高至与地板成90度，手放在臀部下。多使用下腹部的肌肉，把腿举高。8～10次为一组，做2～3组。腹肌运动较为吃力，所以可依照体力来调整次数。

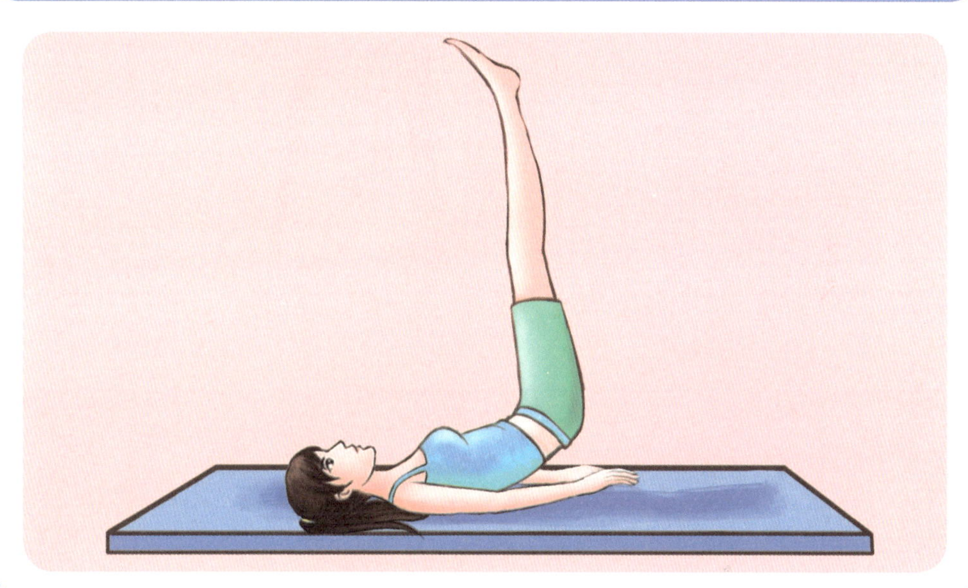

2. 仰卧在地，膝盖立起，两手放在身体侧面。脚踏地，由臀部开始，把腿抬高，注意脚跟不要离地。8～10次为一组，做2～3组。

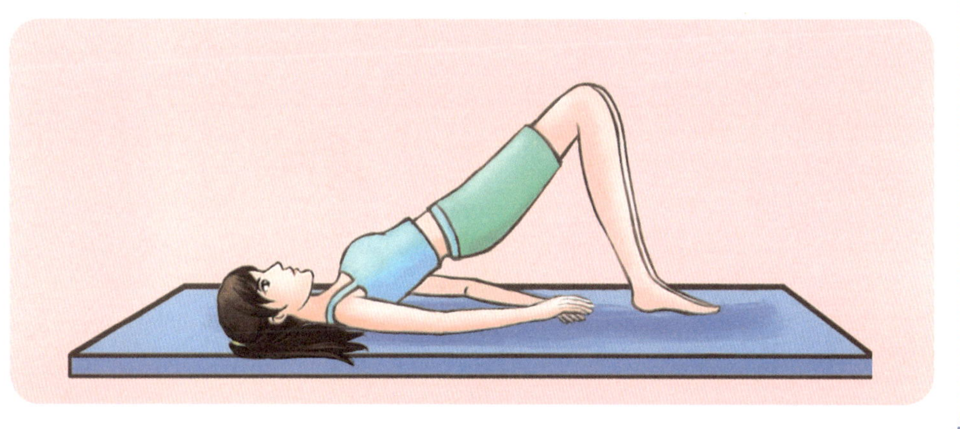

3. 坐在一张脚够不到地的高椅上(有椅背)。两脚夹住电话簿，夹高至与地板平行，再放下。8~10次为一组，做2~3组。

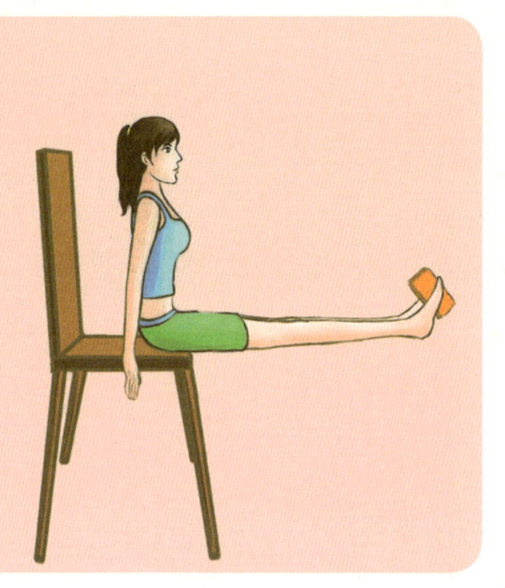

4. 双膝跪在地上，双手按地，背部要直。将一条腿向后伸直，直至与地面平行。或者，将一腿保持弯曲，然后向侧面抬起，直至与另一腿成90度角。左右腿轮流做三回，每回10次。习惯之后，可以重复多做几次，或者在脚踝上加点重物。

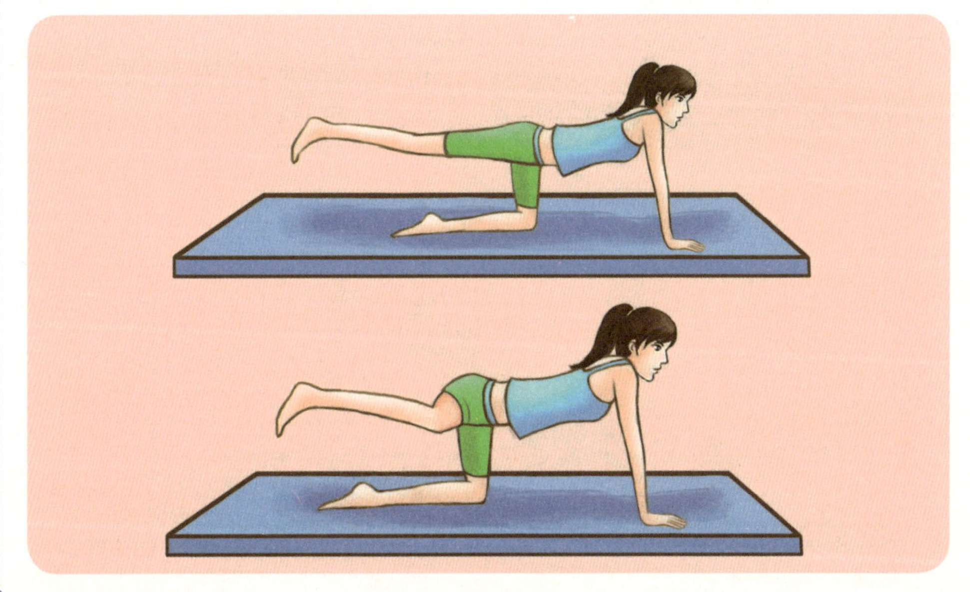

5. 侧卧在地上，将一腿抬起，直到它与身体成45度角为止。另一种方法是：以同样的姿势躺着，用桌子或椅子支撑着抬起的那条腿，使它继续与身体成45度角，然后将另一条腿提起，直至碰到上方的那条腿。这可以活动大腿内侧的肌肉，而前述的动作则可以锻炼外侧的肌肉，二者配合，可使腿部线条变得均衡匀称。

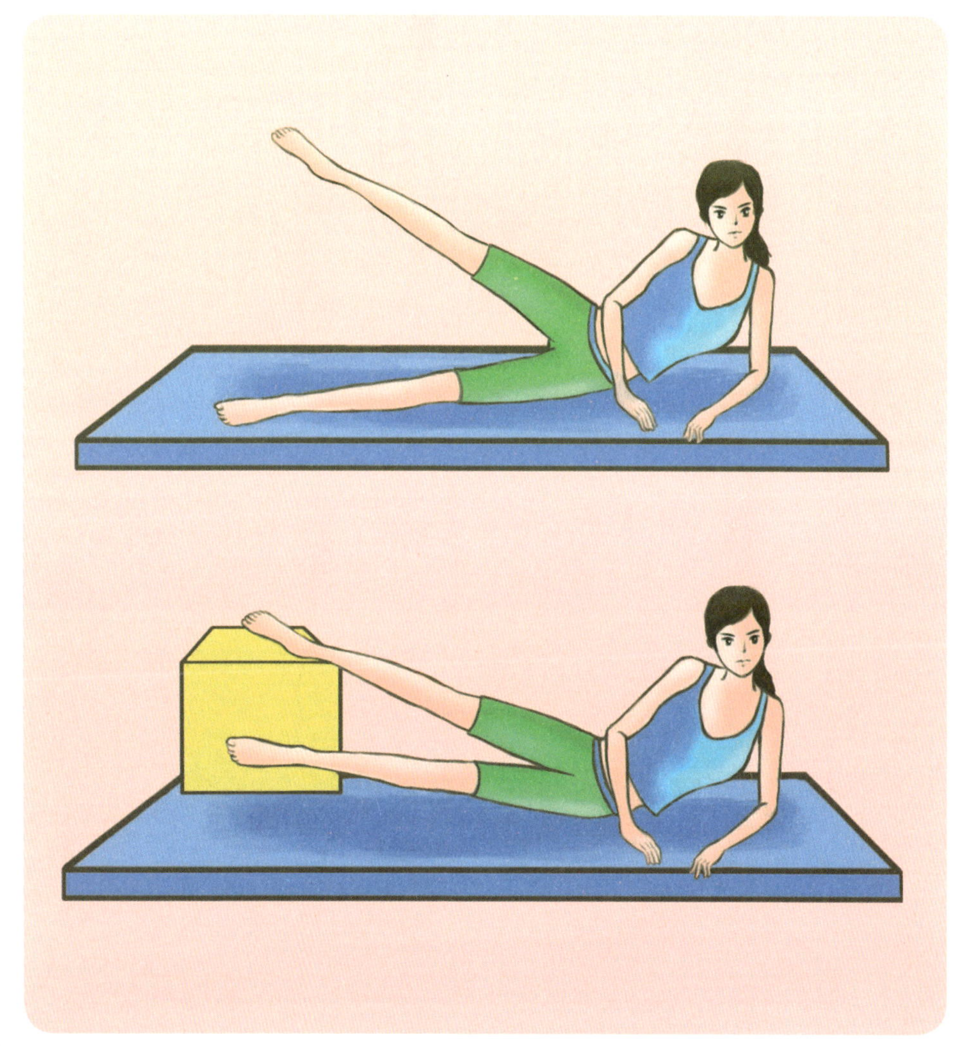

6. 将一腿尽量跨前，直至后面那条腿的膝盖离地大约15厘米；然后把前腿收回。开始时应左右腿各做两回，每回10次。习惯之后，可以重复多做几次，或者在跨步时双手拿着重物。像做任何别的运动一样，开始时要慢慢来，左右腿的运动时间要相等。

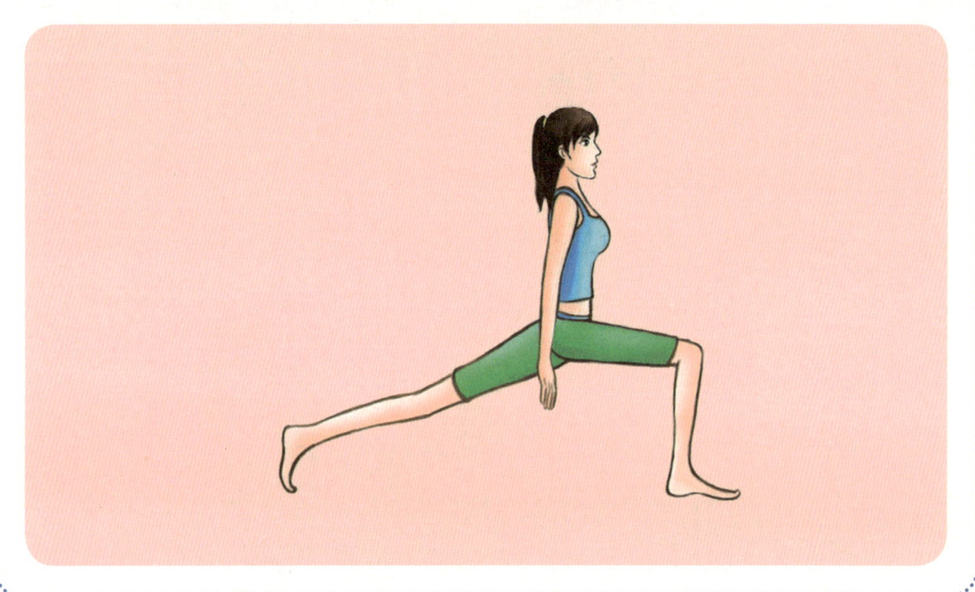

7. 躺在床上，做空中踩脚踏车运动，重复15分钟。注意蹬圈的动作要完整，用小腿带动大腿运动，能让腿部肌肉紧绷，修饰腿部线条。

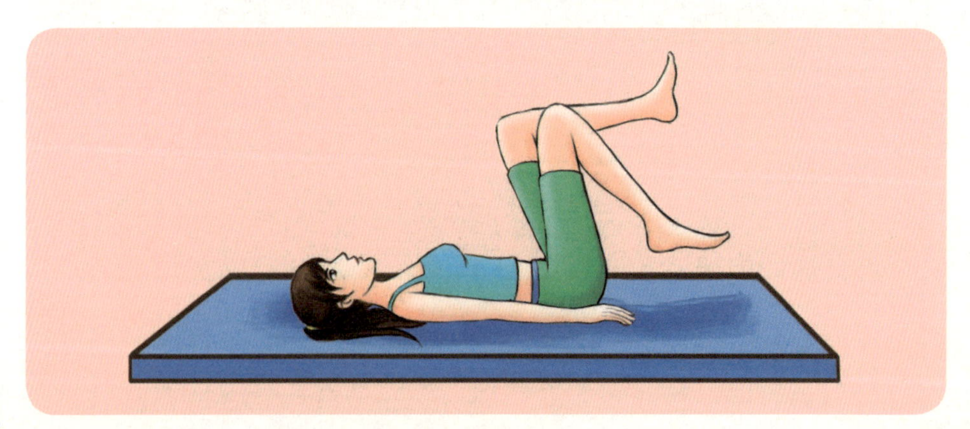

瘦小腿美体操

1. 身体打直屈膝半蹲，膝盖不可超过脚尖，缓慢起身重复动作10次，此时会感觉难瘦的大腿有颤抖的现象；在不运动过度的前提下，此法是紧实大腿的有效秘诀。

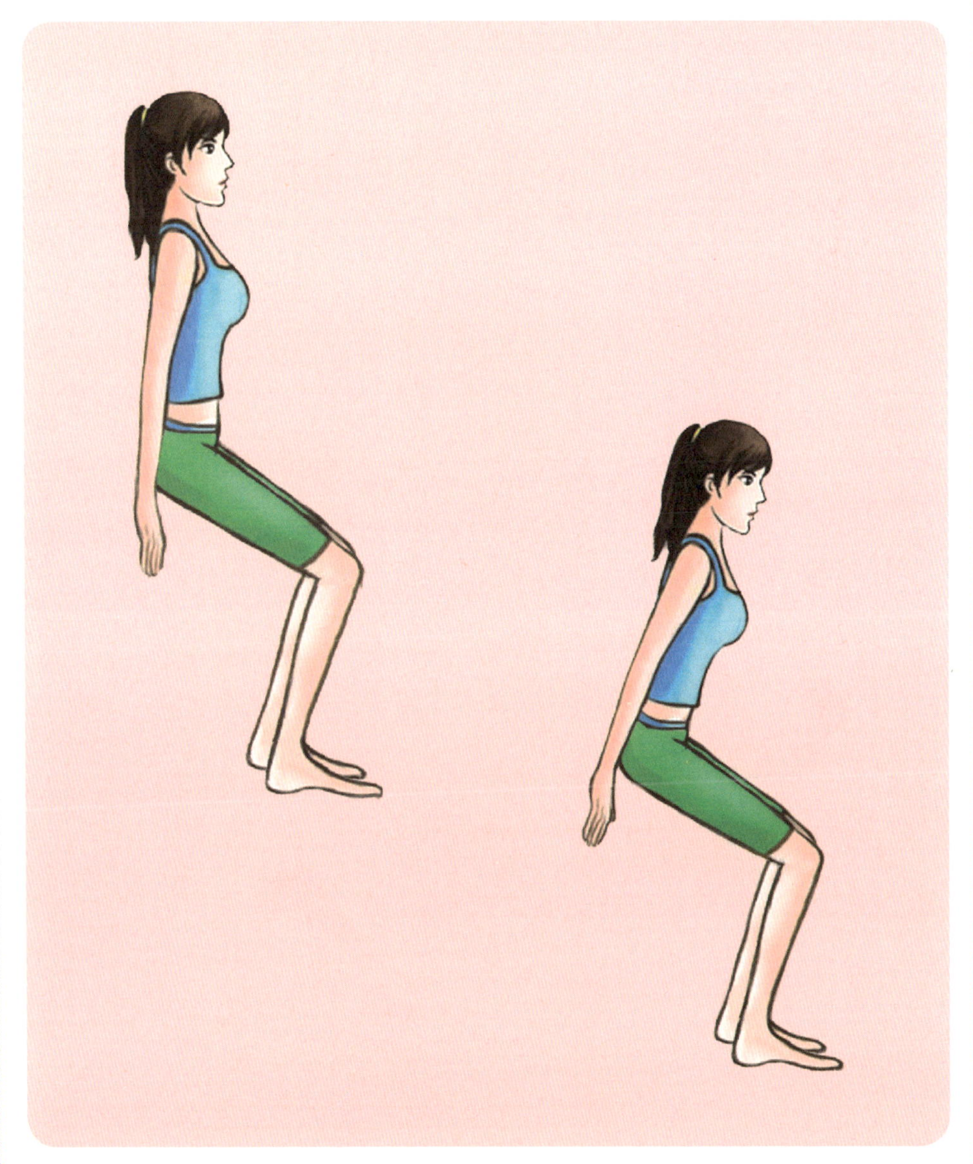

2. 双脚分开，背部必须保持挺直，双掌贴墙站立，将左腿弯曲往后抬高，设法让脚跟触碰到腰部。

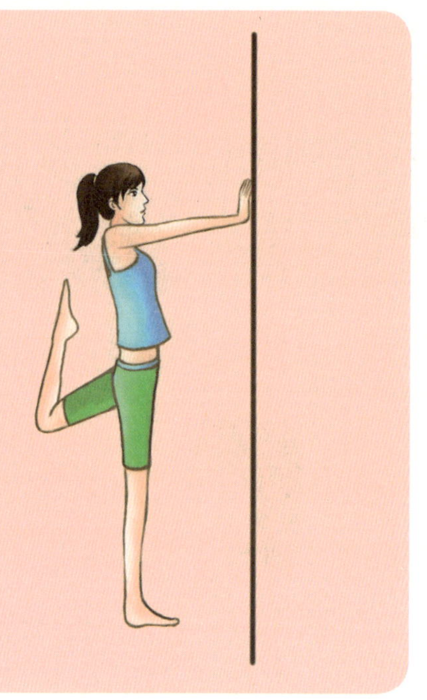

3. 坐在地上，双腿并拢，臀部与脚跟要尽量拉开，上半身向后倾，手放身后做一个支撑点。上半身向前倾，抬起大腿，尽量将大腿贴向上半身，维持5秒。每天做3次，每次做10下。

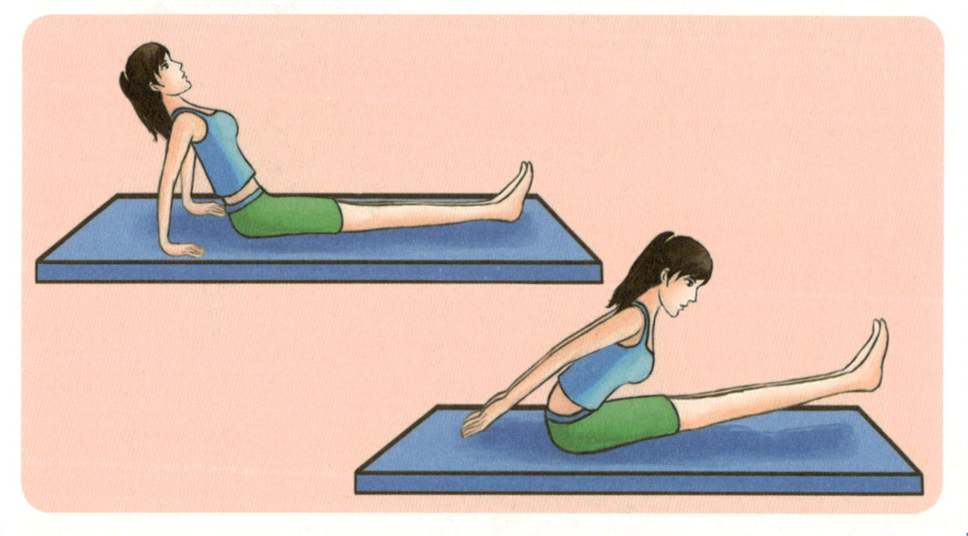

4. 双腿并拢，跪在地上。上体向后微倾并用两手支撑，身体尽量向后拉伸，将身体全部重量压在手臂上然后继续向后倾斜，慢慢将身体放平，然后用双手扶住腰部，帮助腰部向上抬起，使身体成拱桥状，保持一段时间，慢慢放下。重复多次。

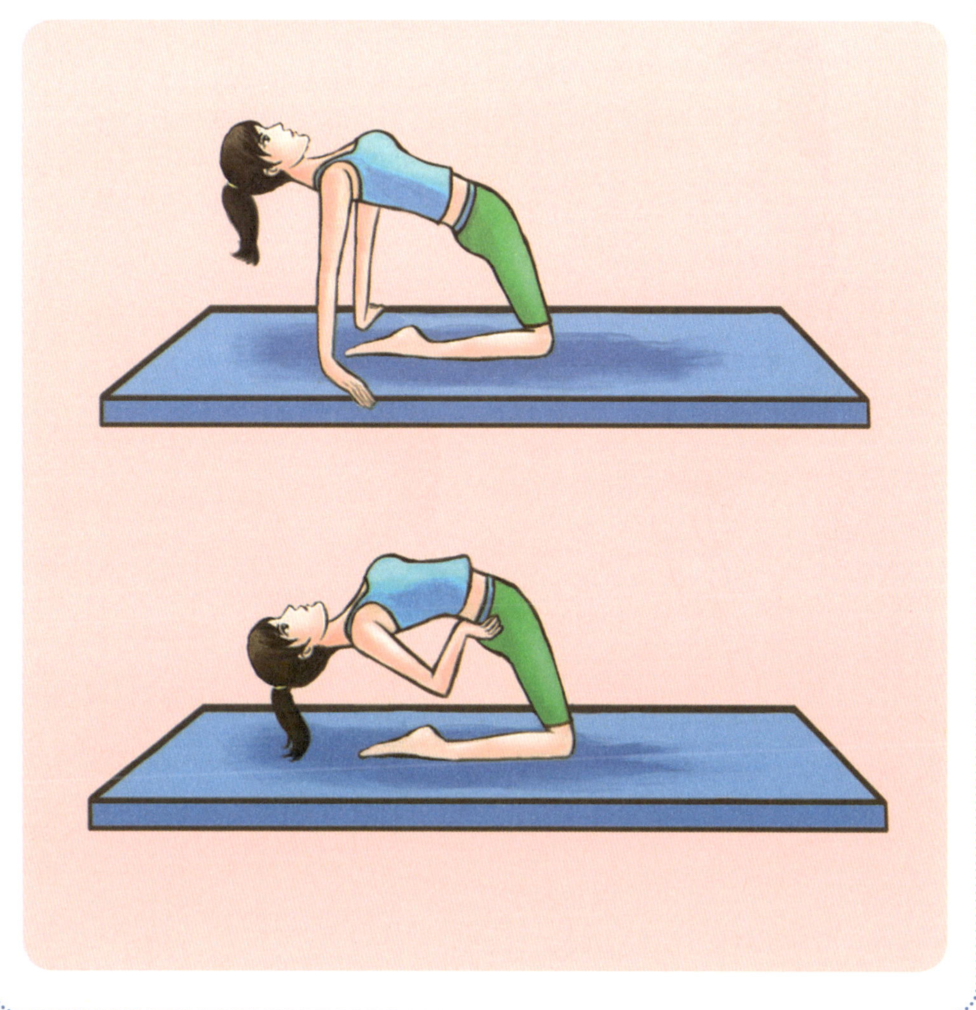

5. 双手叉腰，双腿并拢伸直站立。右腿向前一步踏出，左膝弯曲到即将碰到地面的程度，保持此姿势3秒后换另一条腿做。每天可做多次。配合跳绳、慢跑、用脚尖走路等运动，从而紧实你的肌肉，防止松弛。

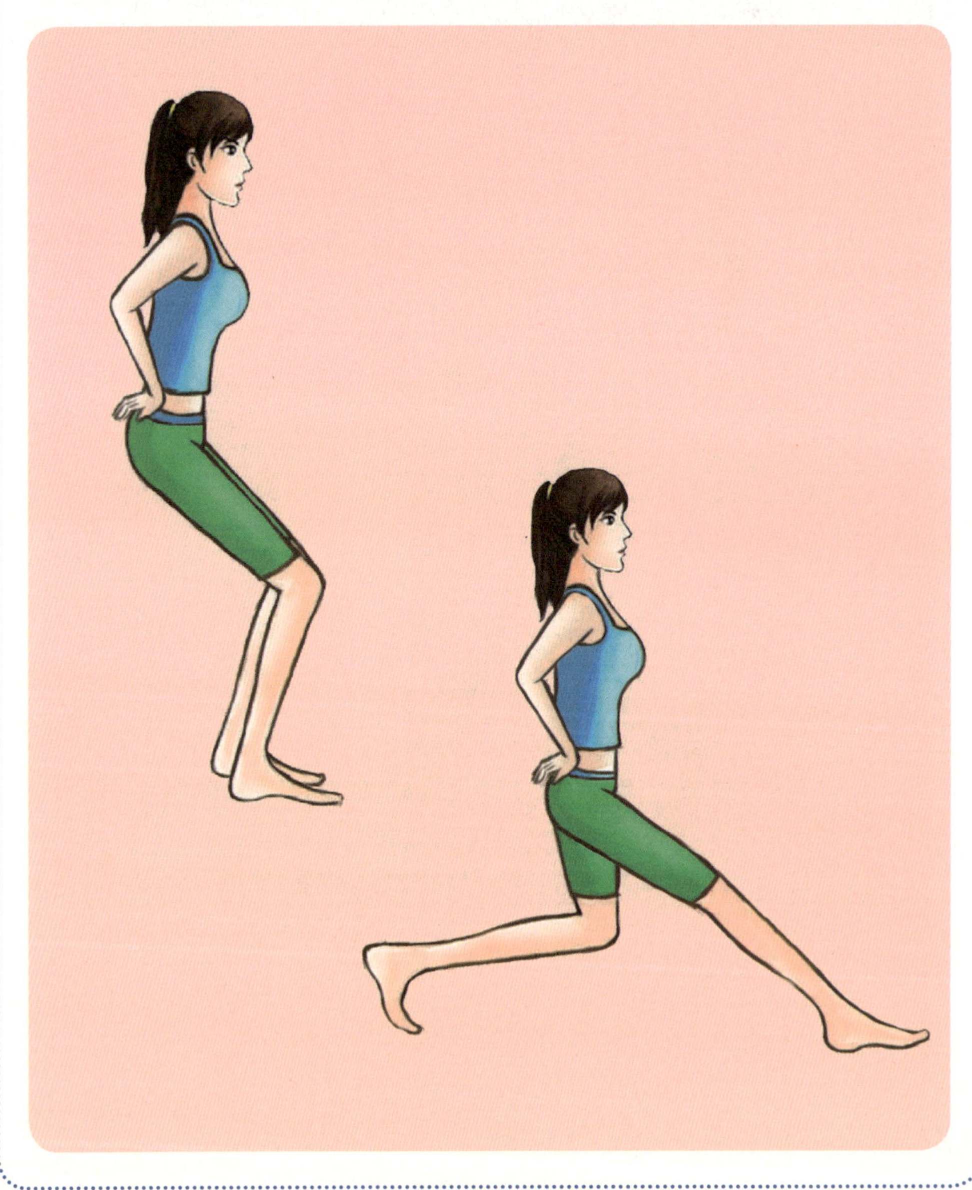

6. 日常坐着的时候可以把腿放在比心脏高的地方，晚上睡觉前可以把腿靠放在墙上，或者睡觉时把腿垫高20～30cm。身体侧躺，上半身用手支起。一腿弯曲，一腿伸直。之后弯曲的那条腿反复做抬举动作，10次后，向另一侧转身，换腿后做同样的动作。

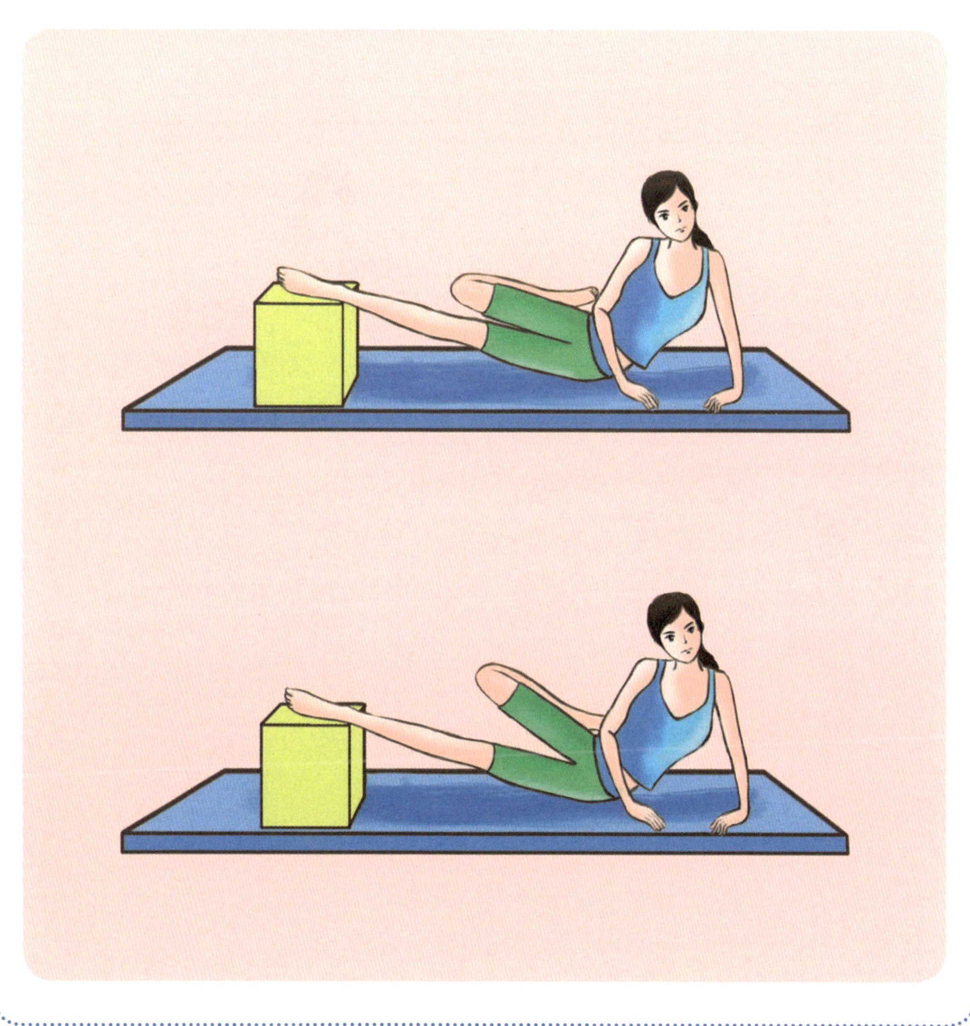

7. 身体左侧卧，左手支地，右腿做抬举动作，8次一组，做多组。

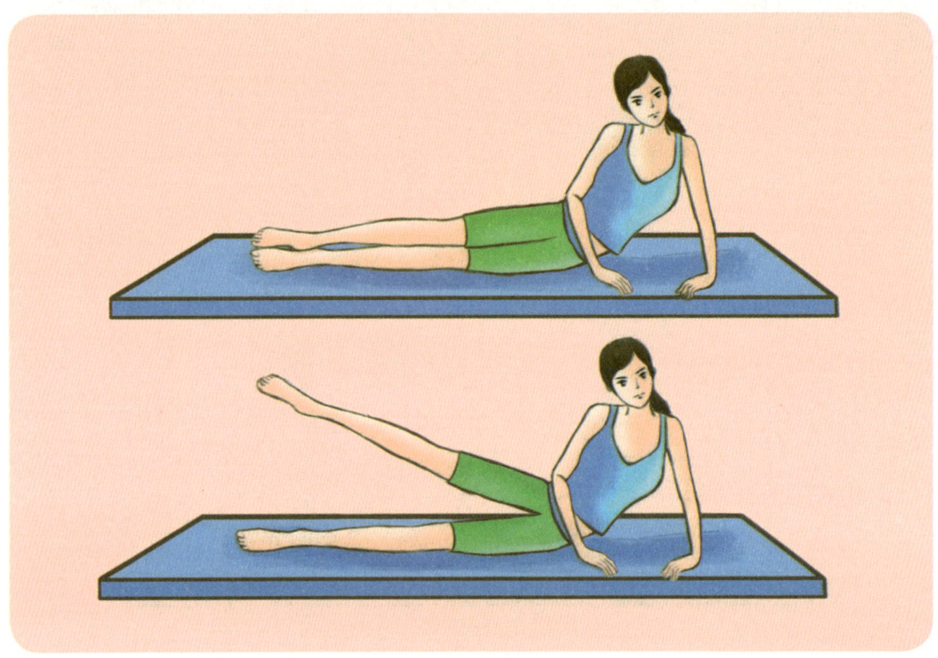

注意：以上的瘦腿操在完成之后要结合按摩，10分钟以上，使腿部肌肉放松，这样才能避免肌肉的产生。

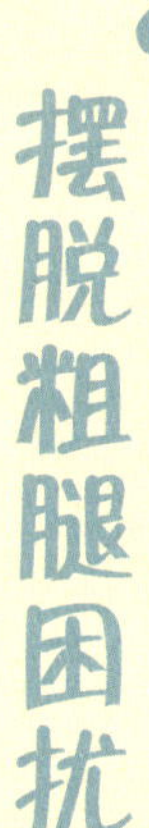

肖飞——24岁，身高160cm，减重前52kg。

你是不是和我一样，曾经被以下的情景困扰——试穿裤子时，合了自己的腰身，裤却拉不上来；或是裤穿上了，腰部却太松，这种情况就是典型的大腿太粗造成的。不过从今天开始，你可以改变这种窘境，因为我有几招妙法可以帮助你将大腿赘肉扫地出门。怎么才能让腿变细一点呢？

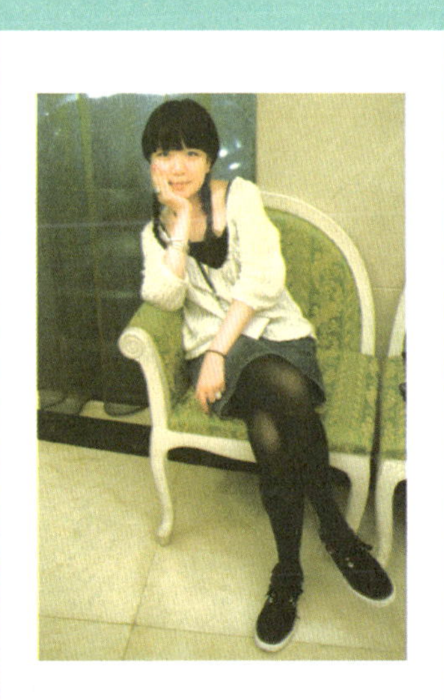

地铁减腿法

坐地铁的时间少则5分钟，多则半个钟头，就利用这个时间做运动吧！

两只脚的脚踝交替按压8秒钟，每只脚各做3次。双腿先分开，双膝并合，用力互相压着8秒，重复做直至下车。

办公室减腿法

到影印机影印或传真时，不妨先提起一只脚成90度角。然后用另一只脚的脚尖撑起全身，接着缓缓落下，每只脚做10次。惯常逐级上楼梯的你，不妨大步一些，两级两级地上，而且尽量将重心移向前腿。

食物减腿法

为何你会有一双大象腿?其中一个原因可能是你“饥不择食”，无论脂肪或卡路里有多高都照吃，于是脂肪不断在身上生长，所以要美腿，就要“拣饮择食”，多吃蔬菜和蛋白质食物，有助结实腿部肌肉。讲究吃的合理饮食上要做到低脂肪和高纤维相结合。例如，多吃些蔬菜和水果，少吃那些富含脂肪的膳食，尤其是快餐等。

瘦小粗腿的好武器

武器一：保鲜膜

没错，就是厨房里常用的保鲜膜。

具体做法：将保鲜膜紧紧缠在腿上，然后开始走路或跑步，做家务也可以！每天坚持约45分钟至1个小时，能够有效防止脂肪囤积，帮你雕塑出健康美丽的腿部曲线。一般来说，当你每次揭下湿淋淋的保鲜膜那一刻，基本上就会见到一些成效了！

武器二：弹力球

挑自己喜爱的颜色，买一个弹力球回来，娱乐、健身两不误！

具体做法：仰躺在地板上，把弹力球夹在双腿之间，保持这样的姿势，把腿抬起来再放下，反复坚持。用不了多久，你会发现小腿的赘肉变紧了。

武器三：DIY沙袋

找一只布袋，用沙子或食盐填满，缝制出合适尺寸的沙袋。

具体做法：将沙袋挂在手腕或脚踝上，抬起、放下……如此反复即可。不要小看这简单的机械运动，它的实际运动量比你想象的还要大，效果也不错。

三、瘦臂

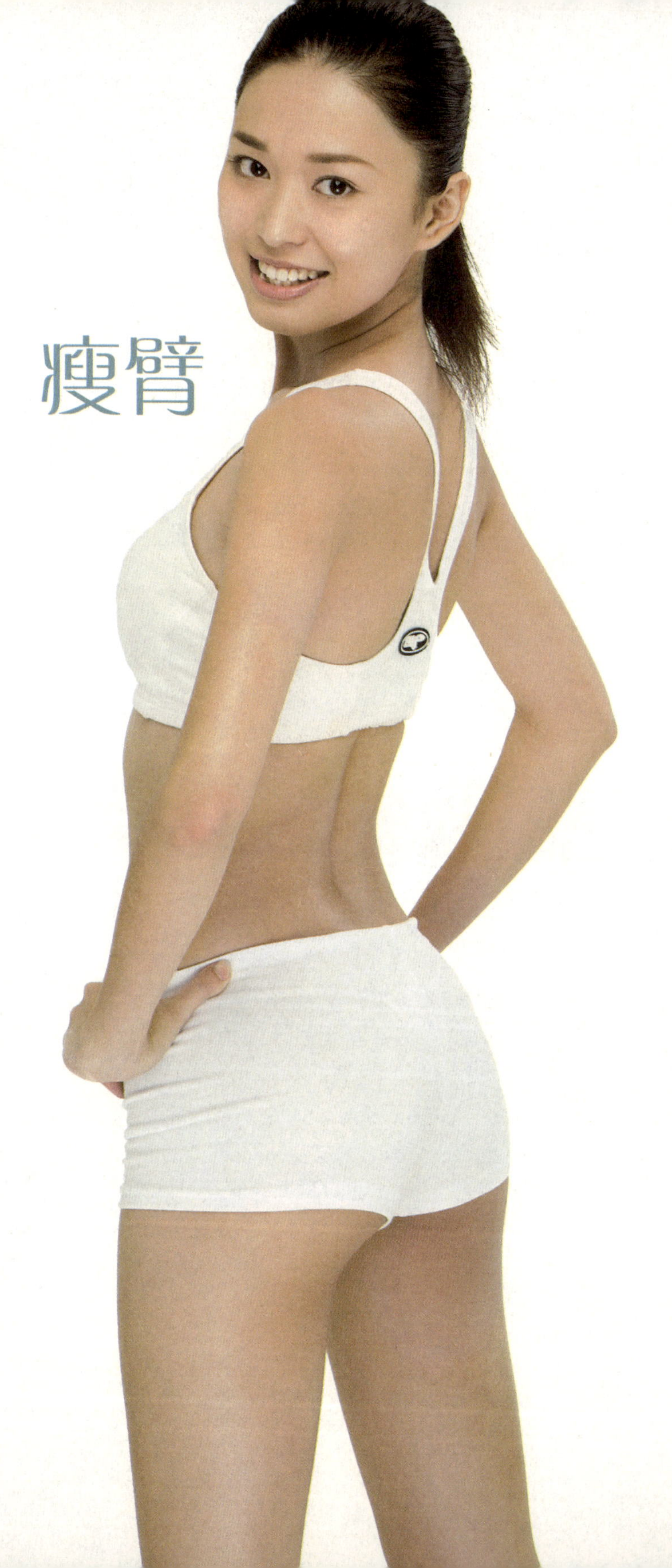

1 美丽女孩的"臂胜计划"

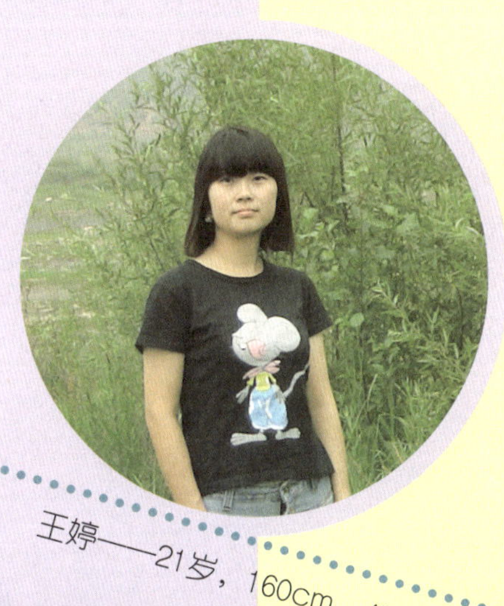

王婷——21岁，160cm，47kg。

我其实不胖，可是不知道为什么我的胳膊就是非常粗，一到夏天，漂亮的小坎肩，性感的小吊带都只有穿在别人身上的份儿。我每个夏天的愿望就是能瘦瘦我的胳膊，让我能很自信地穿上自己喜欢的小裙子。为了实现这个愿望，我下了很大的决心，并且开始了一系列的减肥计划。

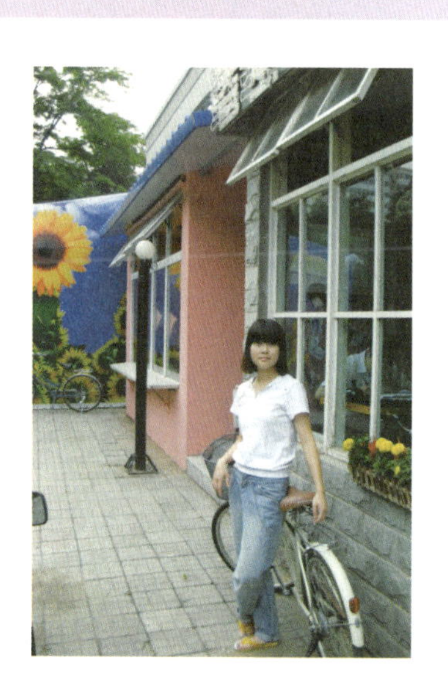

毛巾锻炼法

1. 首先右手握住毛巾向上伸直，手臂尽量接近头部，让毛巾垂在头后，然后从手肘部位向下弯曲，这时毛巾就会垂在你的后腰部位。

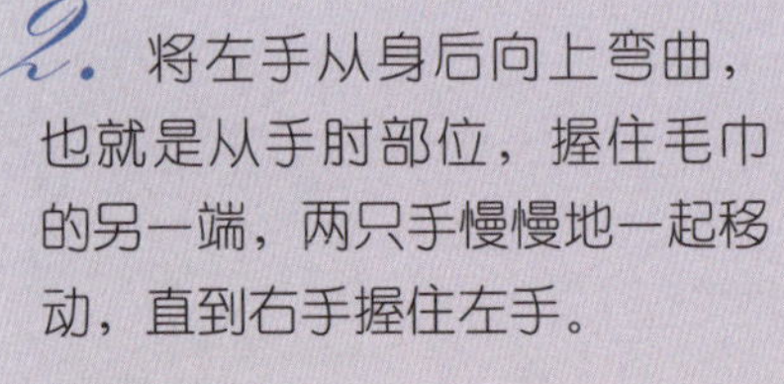

2. 将左手从身后向上弯曲，也就是从手肘部位，握住毛巾的另一端，两只手慢慢地一起移动，直到右手握住左手。

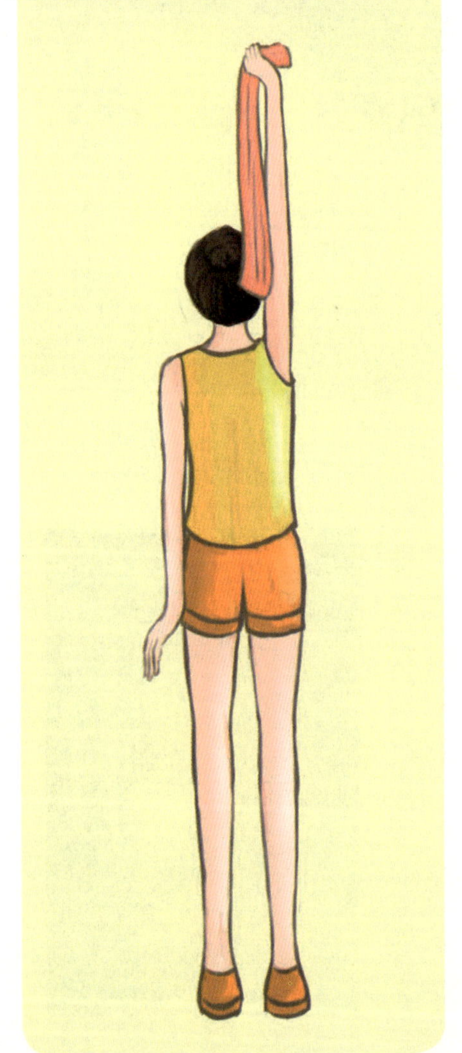

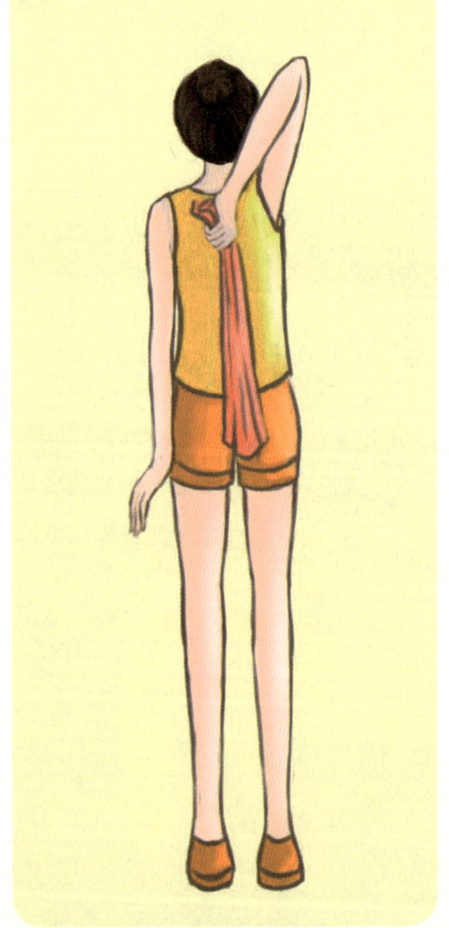

3. 这个时候两只手都在身后，而右手的手肘会刚好放在后脑勺那里。切记，不要低头，而要用力抵住右手肘，这时你会觉得右手被拉得很酸。

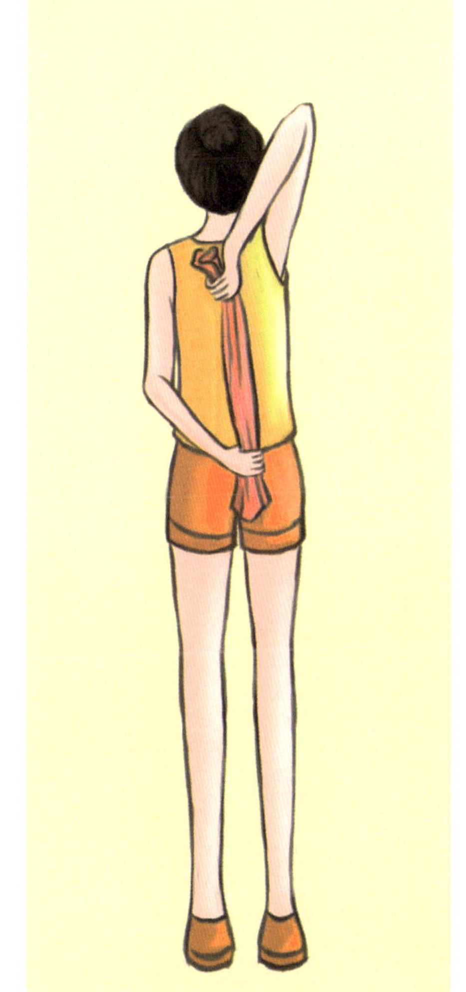

4. 坚持20秒，然后换左手在上右手在下，也做20秒。每天早晚各一次，每次左右手各做2遍，一天5分钟。

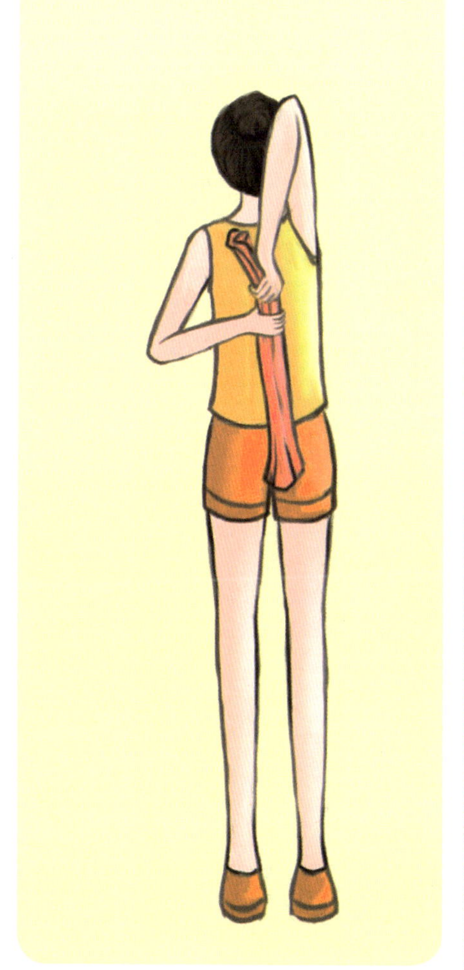

5. 锻炼手臂外侧，消除多余赘肉，重复4～5次。锻炼要点是将一条毛巾旋转后，圈在左脚膝盖内，然后用右手拉住，腿向反方向推，手肘要保持90度。换另一条腿。

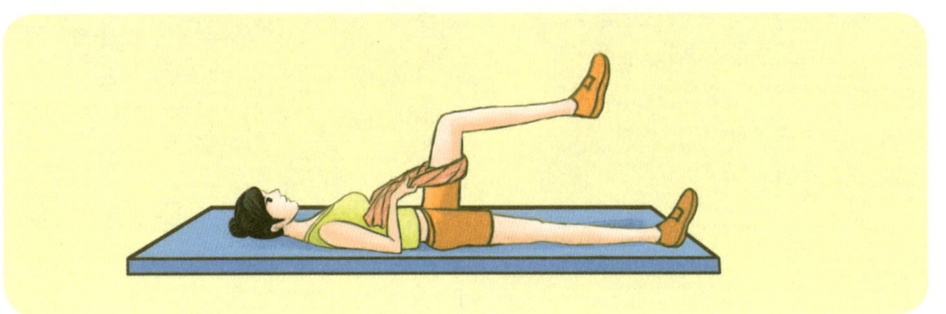

6. 锻炼手臂外侧，消除多余赘肉，重复4～5次。锻炼要点以双肘支撑上半身，臀部偏离地面少许，如果实在无法做到，贴住地面也可以，注意手肘保持110度弯曲。消除多余赘肉。锻炼要点将双手放在胸口处，把身体由背脊到臀部上挺，然后慢慢把身体放下，臀部只轻轻挨着地面，静止5秒钟。

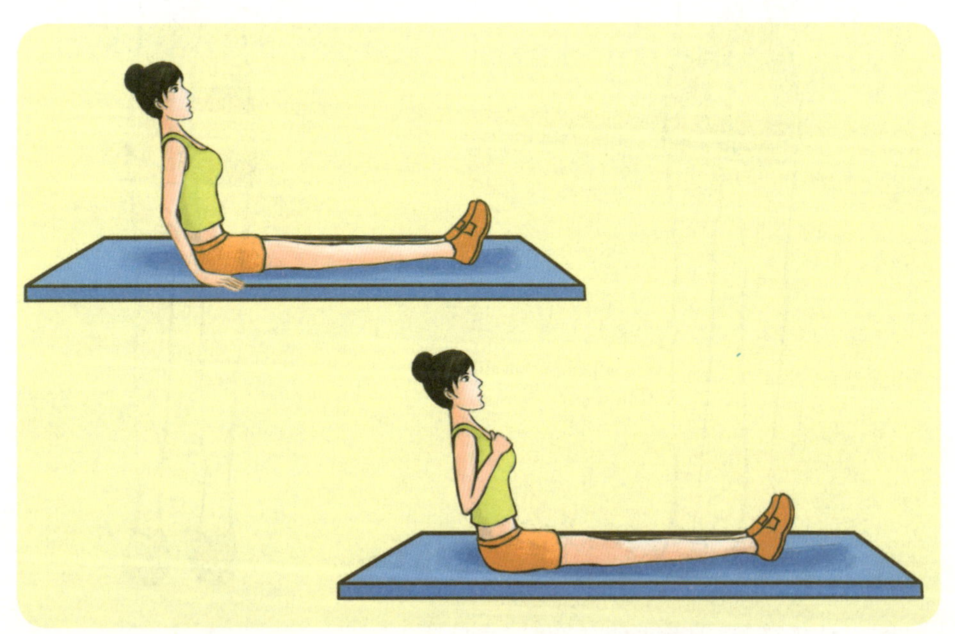

四步水瓶操

1. 一只手握住一小瓶矿泉水，向前伸直，之后向上举，贴紧耳朵，尽量向后摆臂4～5次。缓缓往前放下，重复此动作15次。每天做45次左右。

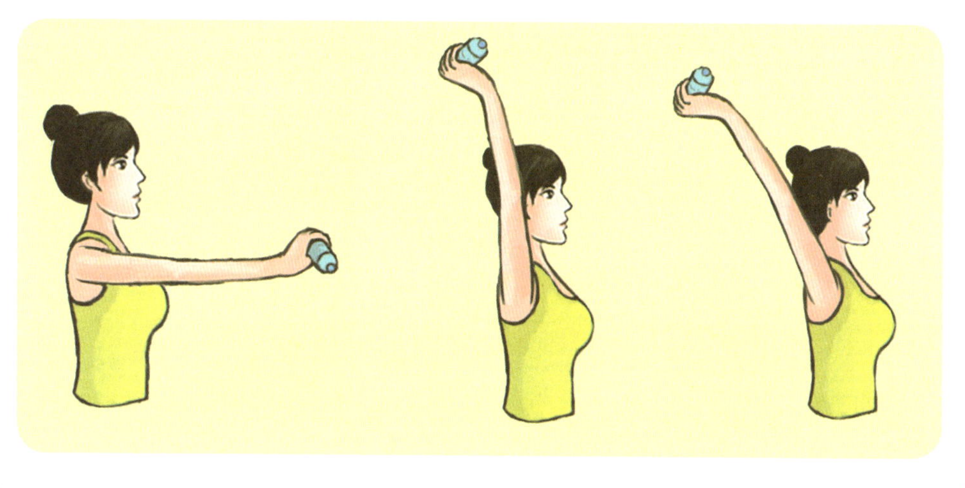

2. 双手平握水瓶，向身后平举，在最高处至少停留10～15秒。

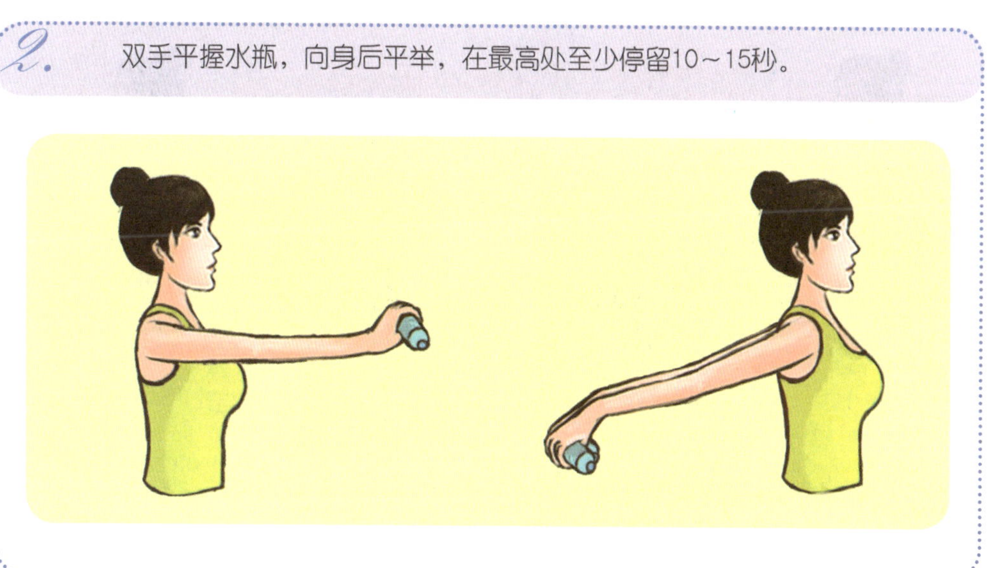

3. 双手握水瓶，手臂自然下垂于身体两侧，右手利用手臂的力量向身体左侧弯曲，腰部、头部不要移动。左手反向一次。

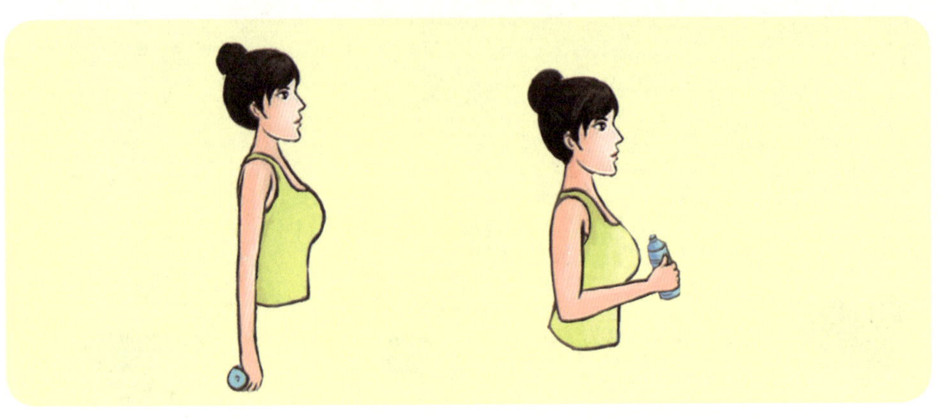

4. 双手紧握水瓶（手心朝前），双手向后360度旋转手臂，最后回到初始位置（手背朝前）。

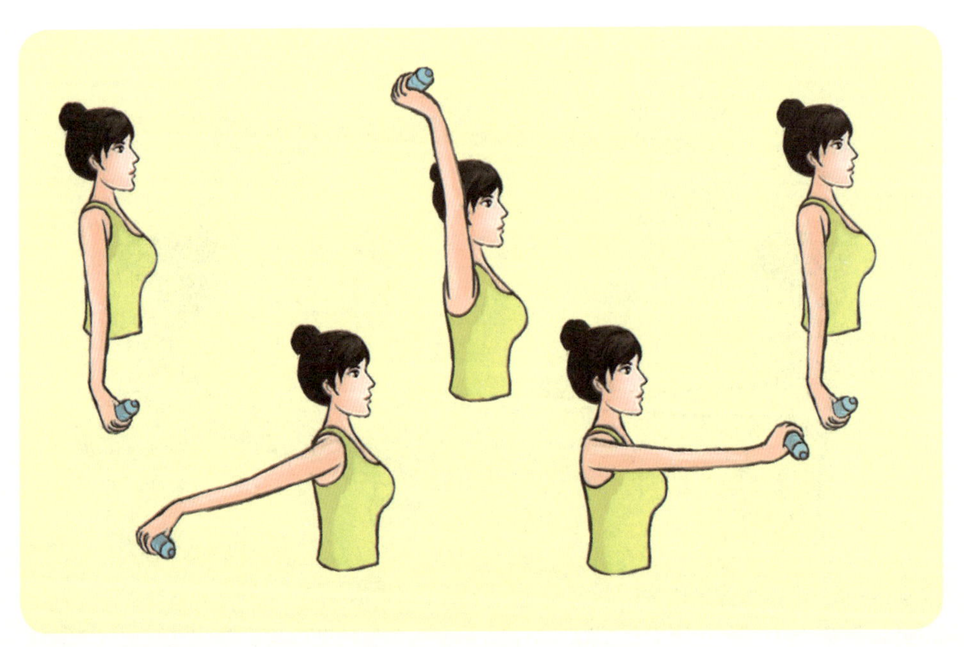

5. 右手握水瓶于腰间，上臂与小臂成90度，保持小、上臂间的角度，同时向后抬高上臂。左手反向一次。

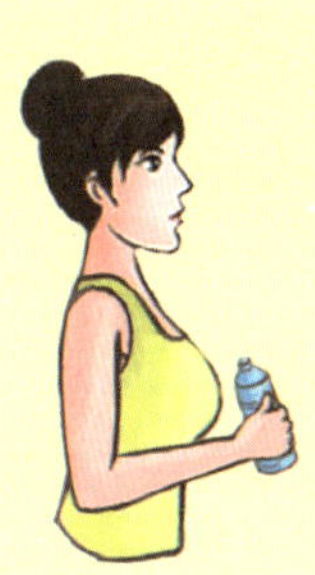

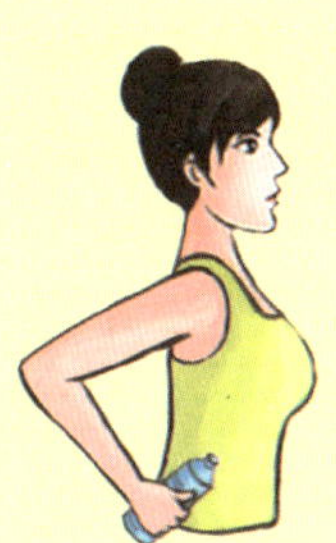

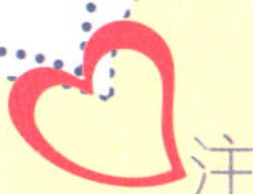

注意：

1.在选择水瓶的重量时，要根据自己的负重量来选择。如你能举起10kg的物体，建议从6kg左右开始练习，当然负重的水瓶可适体能变化而更换。

2.优美的曲线需要持久练习，在练习时每组15～25次，每组间隔控制在1～2分钟。可以配合喜欢的音乐练习，增加趣味性。

辅助锻炼

伸臂锻炼

1. 将右手臂伸高，往身后左肩胛骨弯曲。

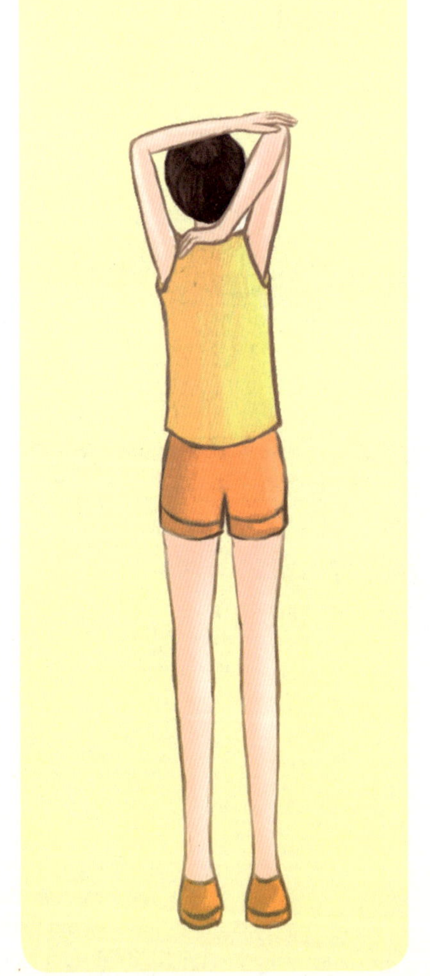

2. 以左手压着右臂关节处，并触碰左肩胛骨，而后伸高。左右换边，如此动作每天做20次。

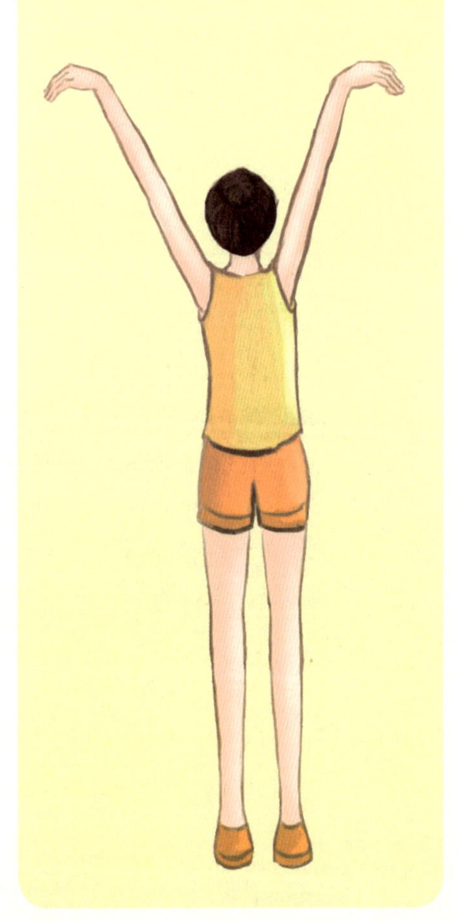

划圆锻炼

1. 双手向前伸直，两脚站立与肩同宽。双手划圆，向外划圆20次。

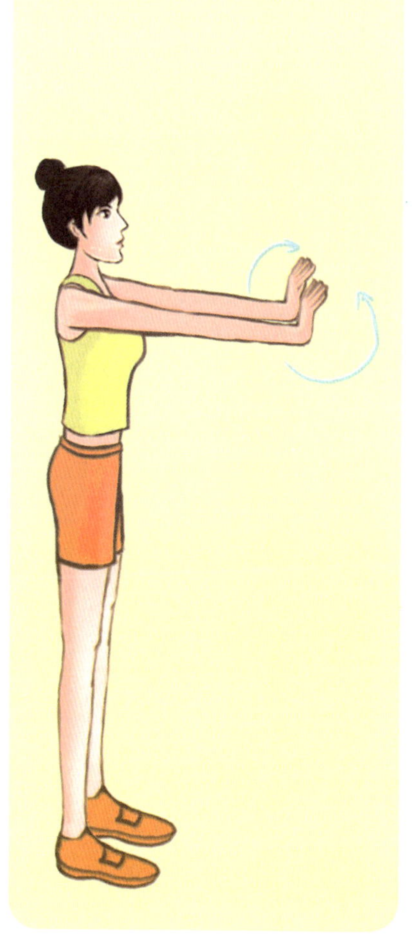

2. 再向内划圆20次。划圆不用划得太大，用手臂的力量，而不是手掌。

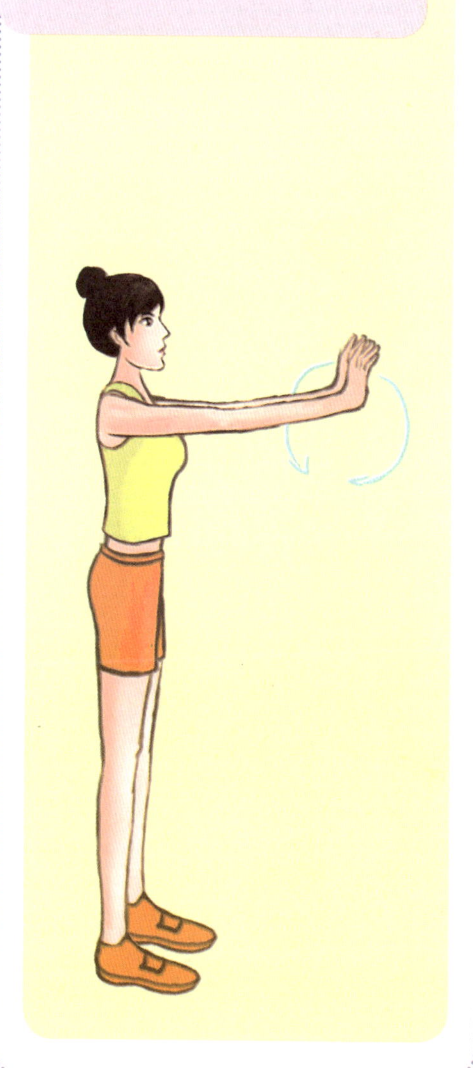

扩胸锻炼

身体站直，双脚打开约与肩同宽，手臂向两边打开伸平，慢慢地向前划圈，再慢慢地向后划圈。

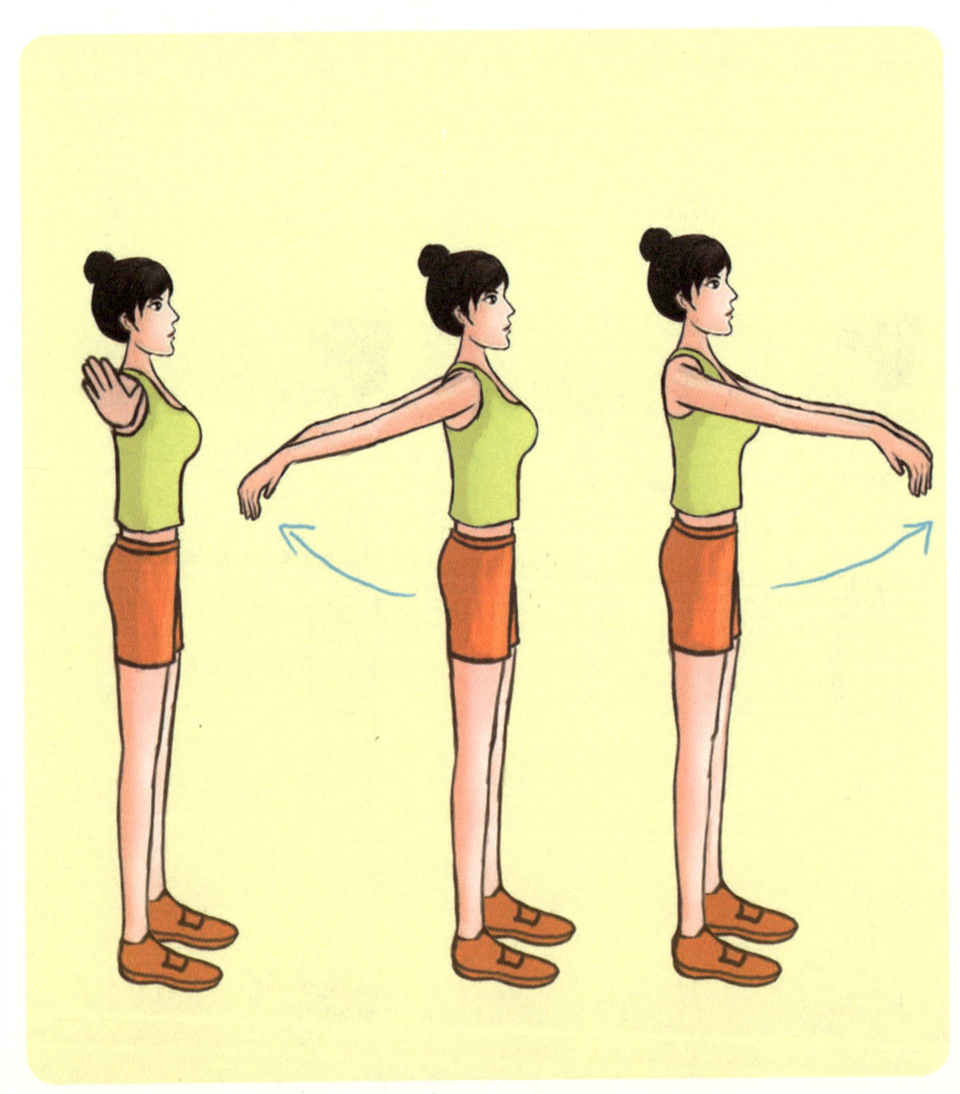

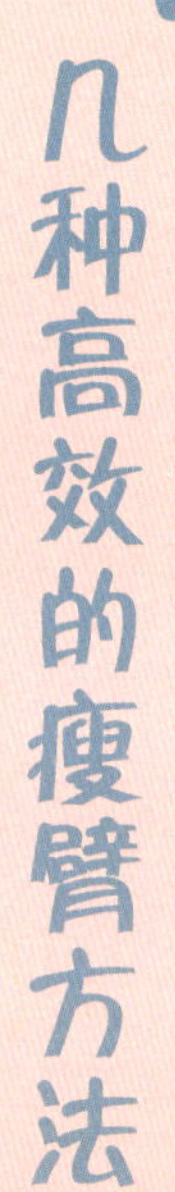

2 几种高效的瘦臂方法

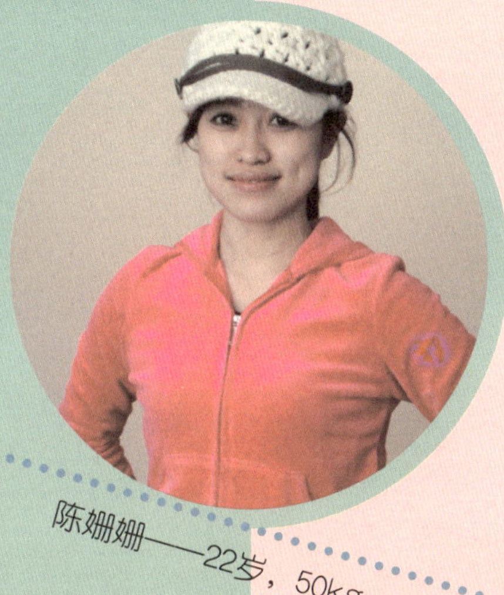

陈姗姗——22岁，50kg。

夏天来了，当我看着别人裸露胖瘦适度的结实臂膀，自己却只能把两臂赘肉藏在袖子里时，心里真不是滋味。后来，朋友告诉我四种简单的瘦臂妙方，并且要我持之以恒地去做。不到两个礼拜，我果然减掉了手臂上的脂肪，锻炼出了结实的臂肌，有朋友甚至笑我“玉臂临风”了！

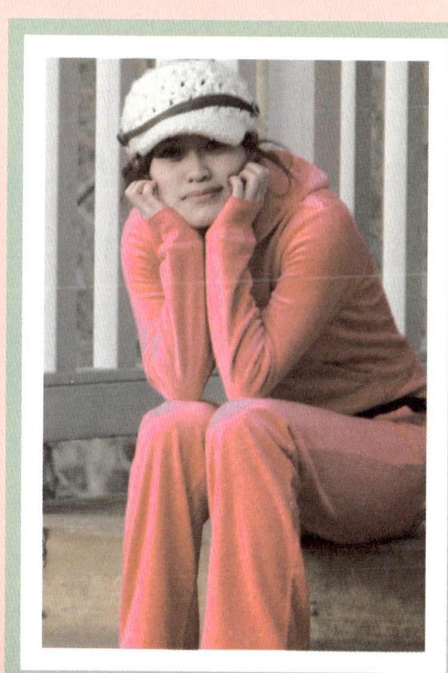

1. 手臂扭转

两手侧平举，一手掌心向上，一手掌心向下，头转向掌心向上的一侧，停住10秒。两手掌心上下转动，头转向另一侧，停住10秒。交替15～25次。

手臂翻转，两手侧平举，肘部向上90度弯曲，停住10秒，然后向下90度弯曲，停住10秒。交替15～25次。

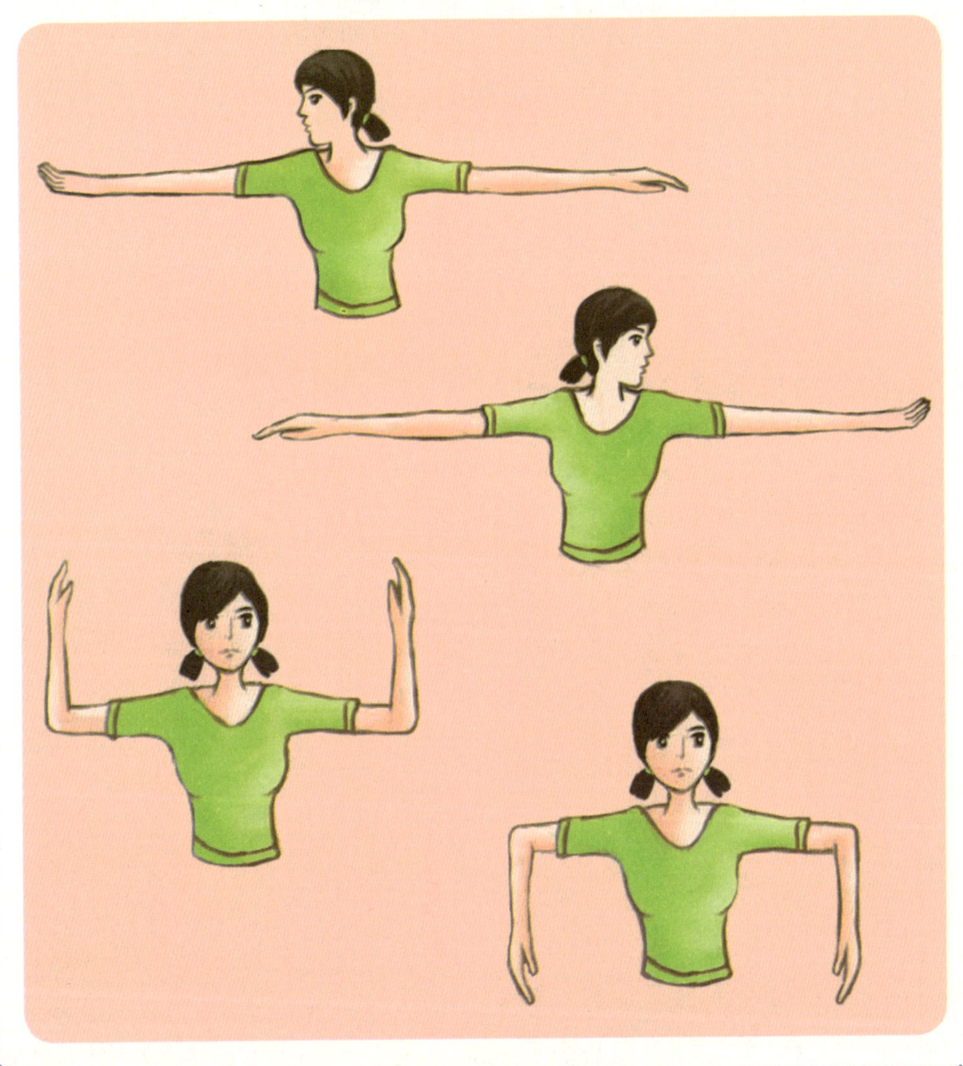

2. 颈后臂弯举

这个动作塑造三头肌的线条。站立或坐在健身垫上，腰背部挺直，两手握重物，大臂保持直立，与地面垂直，手肘位置尽量往中间靠拢，靠肘关节的力量，小臂尽量向颈后拉直，停住，三头肌收紧，向上拉起，手臂慢慢伸直，在头顶高举呈一条直线，尽量举高。交替15~25次。

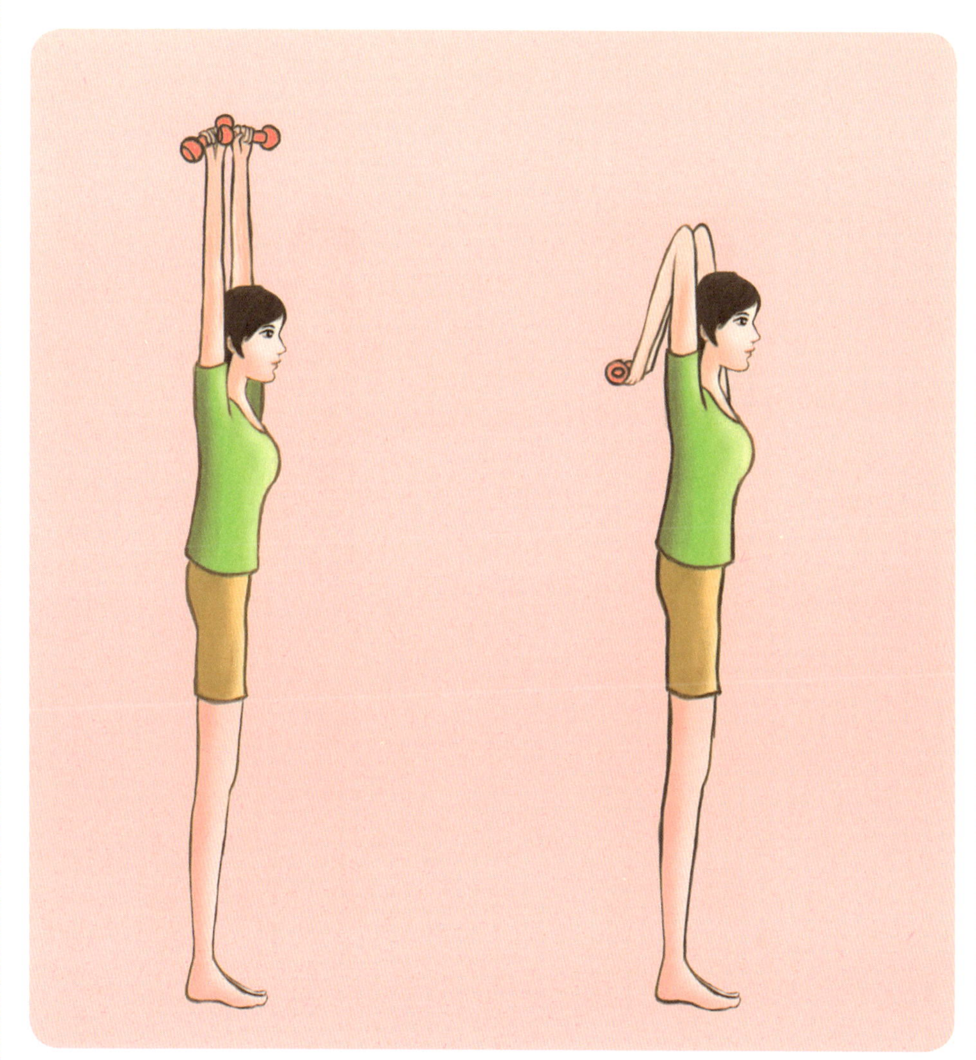

3. 臂弯举

这个动作塑造二头肌的线条。站立在地上，双脚打开与肩同宽，腰背部挺直，收腹，两手合握重物，自然下垂，手肘位置尽量往中间靠拢，靠肘关节的力量，小臂弯曲上抬，在胸前停住，二头肌收紧。交替15~25次。

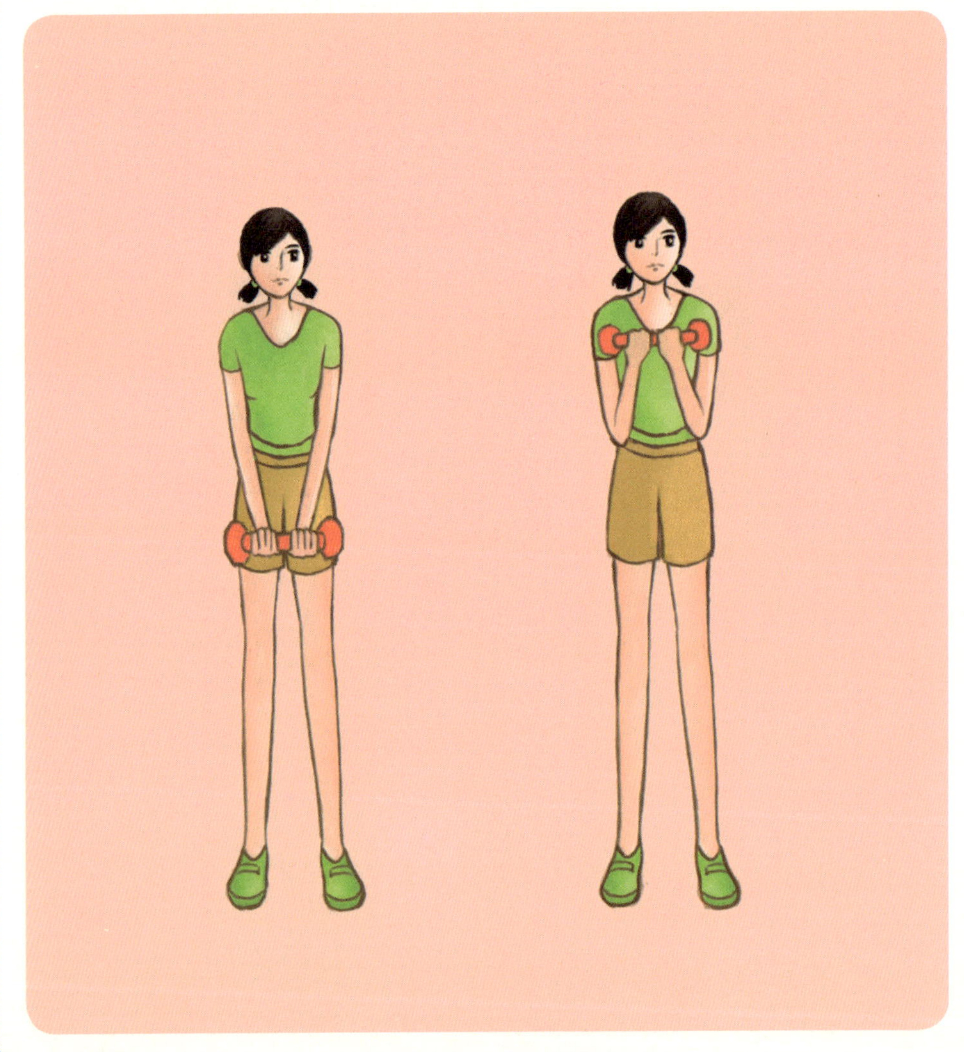

4. 臂外旋

这个动作除了塑造手臂的线条以外，还能让上背部、臂膀后侧和脖子后面的线条更优美。动作要领：站立在地上，双脚打开与肩同宽，腰背部挺直，收腹，两手各握一重物（可以是哑铃、书本或装有水的矿泉水瓶），手肘尽量往中间靠拢，虎口朝上，利用手臂后侧的肌肉，收紧后侧，将两臂向身体两侧打开，呈“W”状停住。然后，两臂重新回到胸前。交替15～25次。

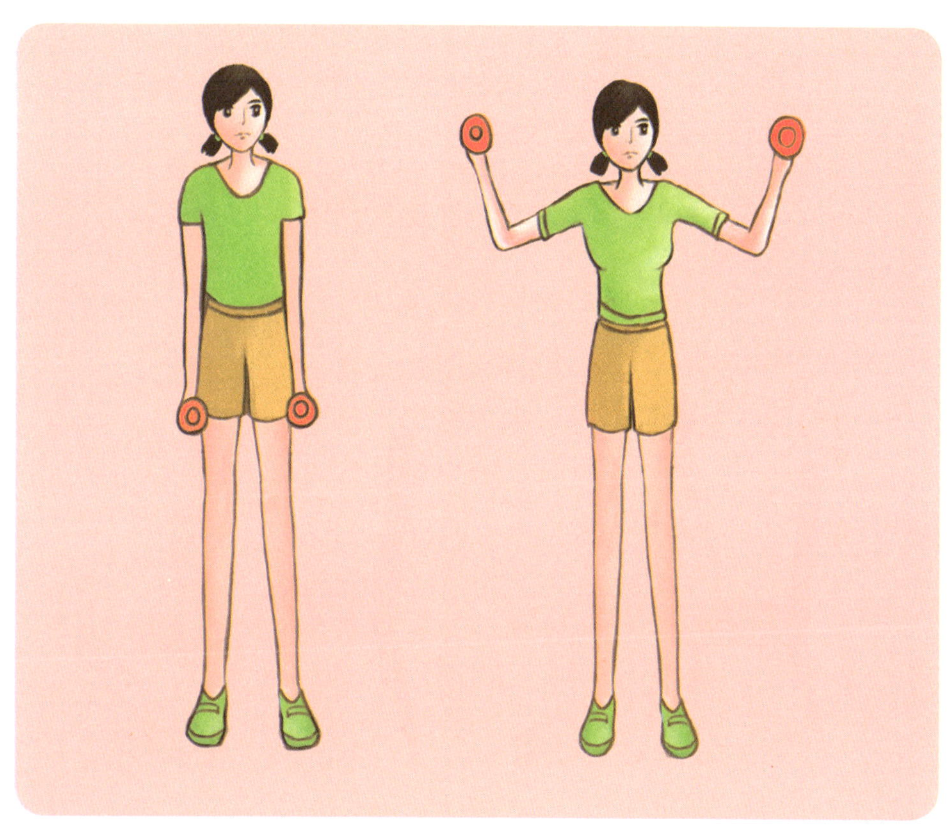

天下没有丑女人，只有懒女人喔！只要持续做运动，拥有美臂不是梦！但在做这种动作之前，别忘了先做暖身操，避免出现运动拉伤。

办公室瘦臂操

1．找一个平稳的凳子，一般办公室里工作的凳子即可，两腿并齐坐好。

2．两脚分开与肩同宽，慢慢地向下移，屁股离开凳子，注意大腿与小腿成90度，用手在背后支撑凳子。

3．调整呼吸，慢慢地一上一下移动，用手臂的力量撑起身体，注意保持姿态平衡。

4．这样的运动一天3组，一组10～15个，尤其适合在办公室里的MM用来运动。

做这个运动时，注意保持自己的平衡，注意凳子的平稳性，注意安全，不要因为用力太大使凳子失去平衡。

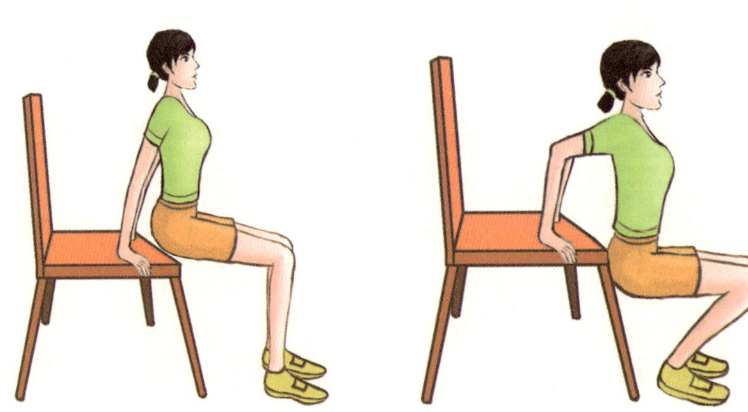

四、瘦脸

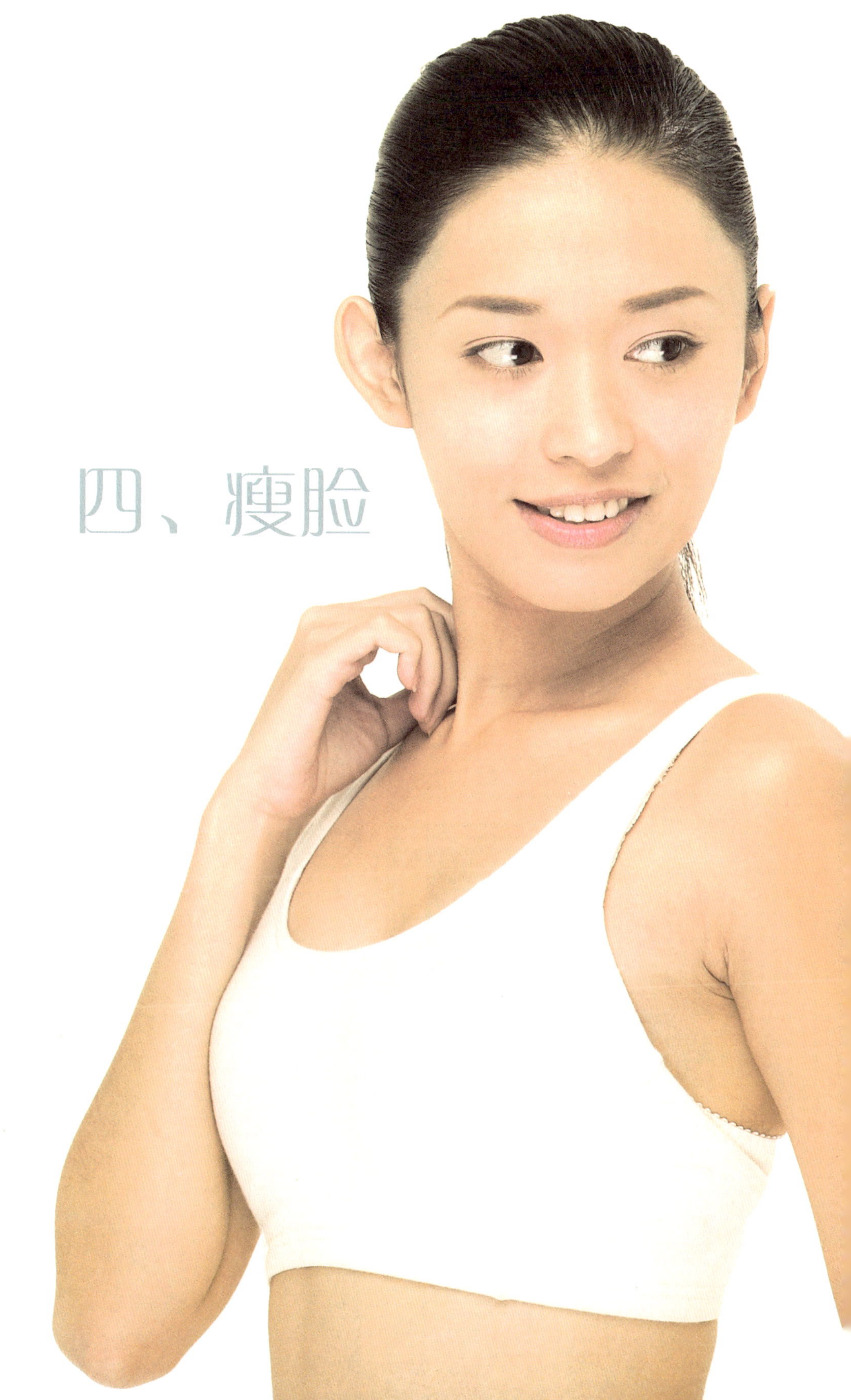

1 谁说我没有瓜子脸

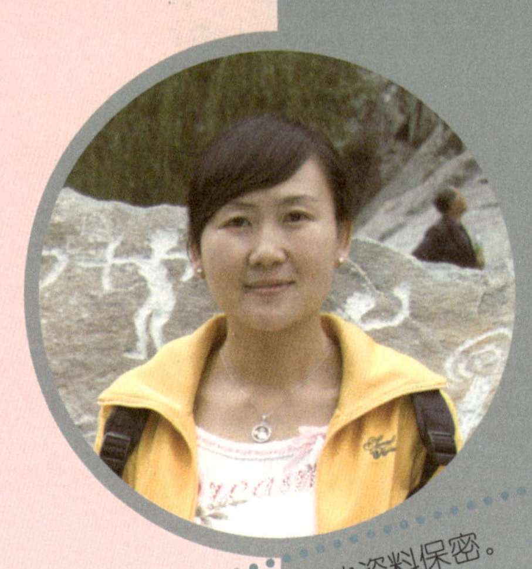

方盈——26岁，其他资料保密。

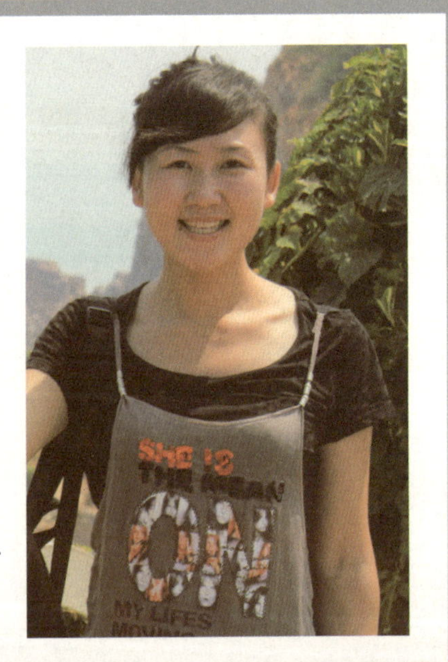

不认识我的人第一次见我都会以为我才20岁，那是因为我长着一张娃娃脸。虽然娃娃脸的好处是显得比较年轻，可是还有一点不好，就是脸看着胖胖的、肉肉的，整个看起来就会比真正的自己胖上2.5～3kg。还有就是我还喜欢趁自己年轻的时候多拍点照片留做纪念，可是每次拍的照片里我的脸就占了一大半，最引人注意的也是那张大脸。后来为了给自己拍一套好看的写真，我寻找了好多瘦脸方法，最后总结出以下几点，我都照着做了，还真有不错的效果，很久没见的一个朋友前两天见到我，第一句话就是"盈盈，好久没见，都变瓜子脸了啊"。想要瓜子脸的朋友们，跟我一起来做下面的动作吧，肯定有不小的收获哦！

瘦脸小运动

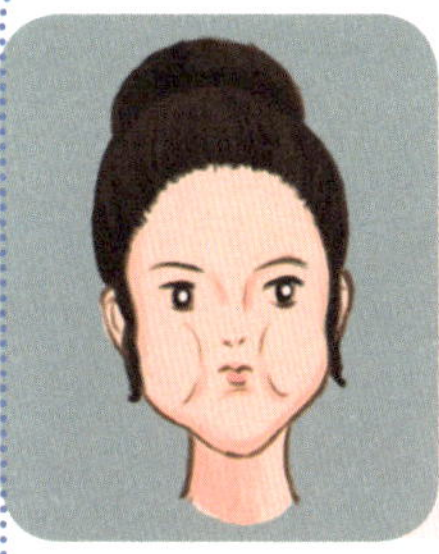

1.嘴巴鼓起来吐气，再吸气，反复几次。这样做的目的是，在做瘦脸操前让脸消去肌肉里面的气体，使这个瘦脸小运动效果更加明显。

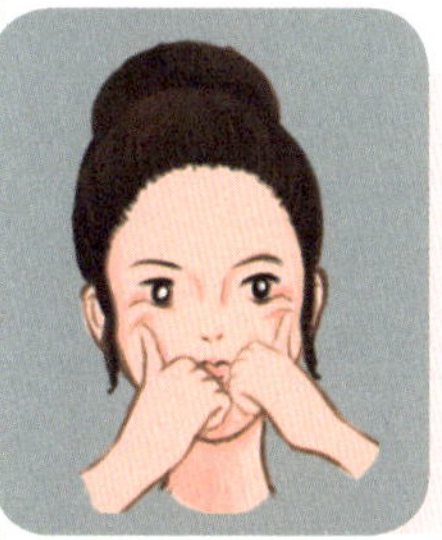

2.用两只手的大拇指把颧骨脂肪往上、往内顶，一次维持数秒，反复几次。你会感觉到稍微疼痛，这是开始有效的征兆，无须害怕担心。

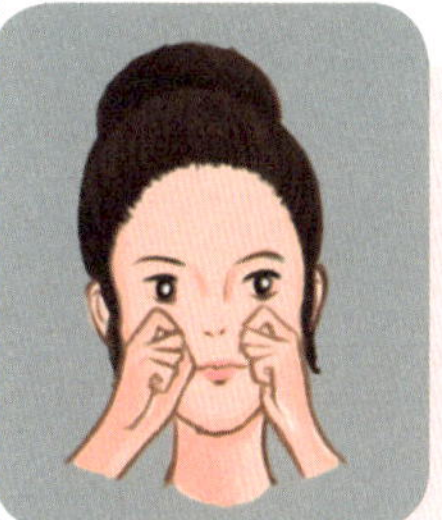

3.以手指关节轻轻敲敲下颧骨。这样做的目的是使肌肉受到轻微刺激，从而导致收缩。这个动作做15次左右即可。

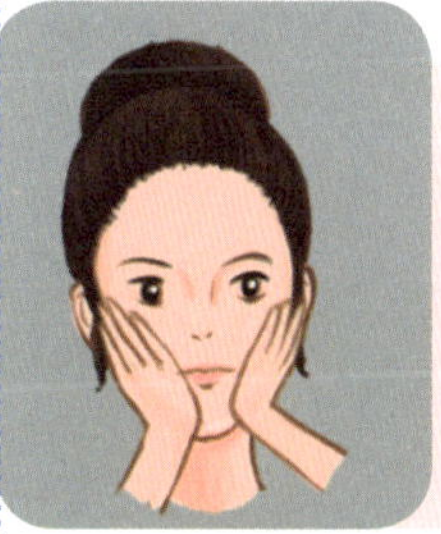

4.早晚洗脸后，双手轻轻拍打或敲击脸部，待脸颊呈微红为止。此方法不但能促进脸部血液循环，使脸色变红润，还能达到收紧面部、突出轮廓的效果。

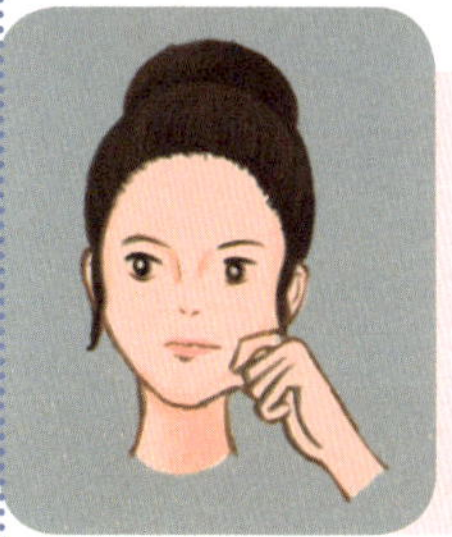

5.洗澡后先用拇指与食指掐住脸颊的肉上下拉约10次，再左右拉10次，然后再换别处。整个脸颊每个部位都要拉。刚开始可能会有点痛哦，不过忍着点，习惯就好了。拉的目的就是软化脂肪，还有让脸部的淋巴腺畅通，可代谢多余的脂肪与水分。

朋友介绍的瘦脸汤勺按摩法

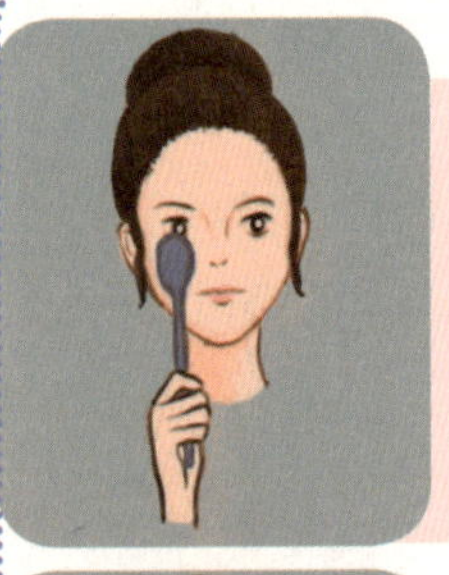

1. 在全脸均匀擦上具有紧致作用的乳霜之后，利用不锈钢汤匙为脸部按摩，可以快速收紧眼袋、消除面部浮肿哦！

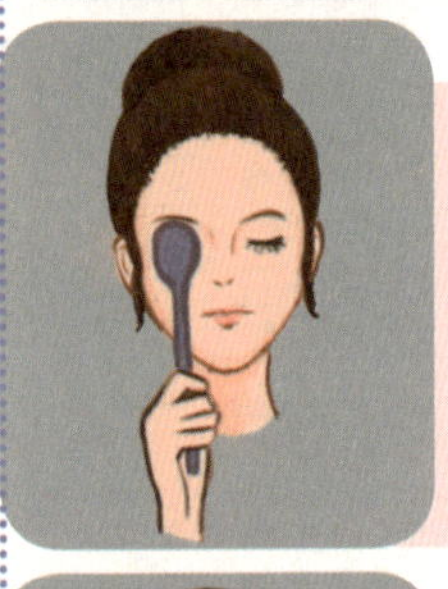

2. 将不锈钢汤匙先放入冰箱冷冻柜中30分钟。然后取出并用清水冲洗干净。在眼周涂上眼霜、面部均匀擦上乳霜之后，将汤匙按压眼肚位置约1分钟。然后再闭上眼睛，轻力按压眼睑约1分钟。

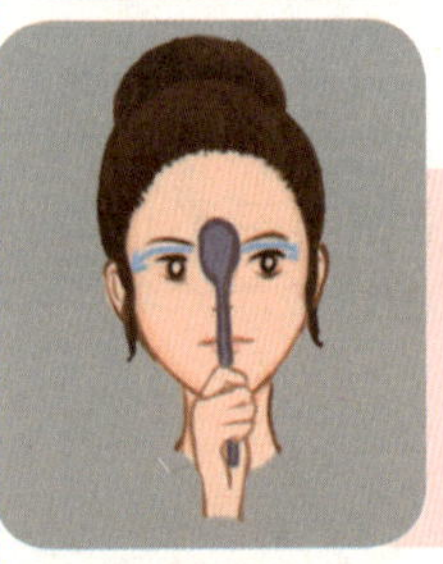

3. 从眉心开始，沿着眼眉慢慢轻轻按摩至眼尾。

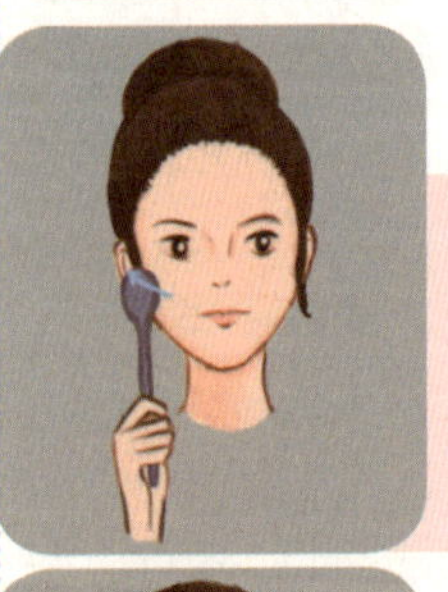

4. 由颧骨位置开始按摩，轻力按压至下巴处。这样的按摩可以收紧双下巴。

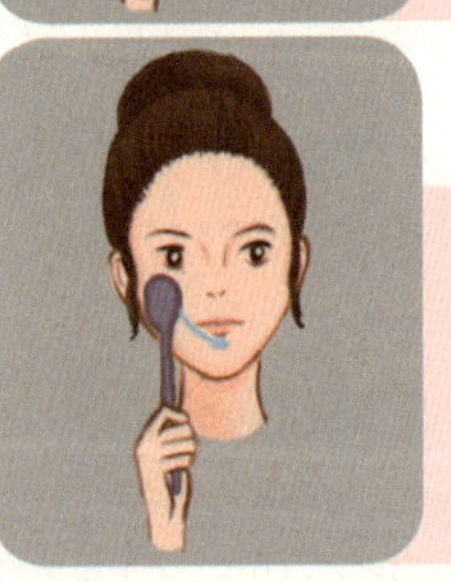

5. 由嘴角边斜向上按摩至耳垂处。能长时间保养肌肤，另外还能减淡笑纹。

2
养成五个瘦脸的习惯，绝对能瘦下来

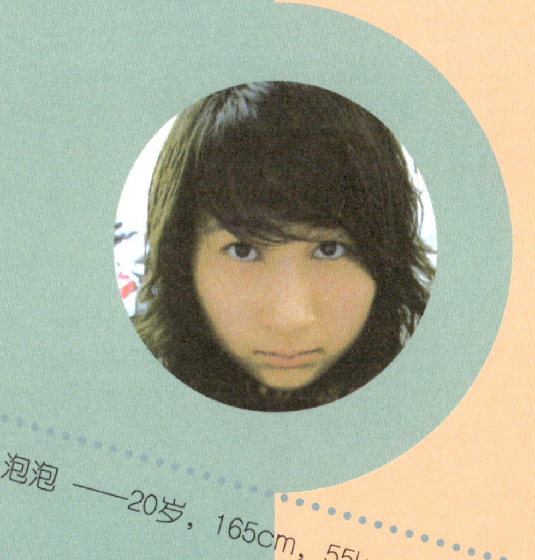

泡泡 ——20岁，165cm，55kg。

小脸女生即使身形丰腴，也会比大脸女生看上去清瘦不少。而大脸女生最大的痛苦莫过于再怎么努力减肥，再怎么花N多银子在脸部保养上，脸还是一样像大饼！如何健康、快速又节省地瘦脸？我有五个好的建议，从饮食习惯入手，帮助你有效瘦脸。

养成这五个瘦脸的习惯，绝对能瘦下来。

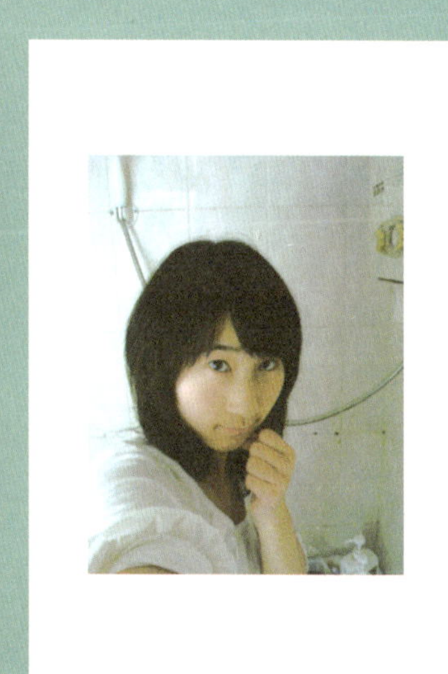

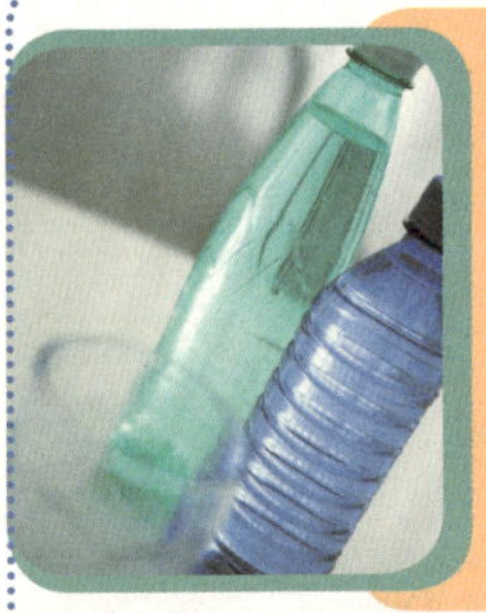

1. 每天至少喝800ml水——喝适量的水是帮助脸部消除浮肿的有效方法之一。如果你不喜欢每天喝下一杯又一杯平淡无味的清水，可以在水中加入少许柠檬片或柠檬汁；如果用咖啡、茶、苏打水或水果汁来替代清水，其补水效果不能等同于800ml清水，还可能带来你计划之外的热量。

2. 每天至少吃3个水果和3两蔬菜——瘦脸离不开全身减肥，因此控制摄取的总热量相当必要。多吃水果和蔬菜不仅容易产生饱腹感，还能帮助你减少吃甜品的强烈欲望。

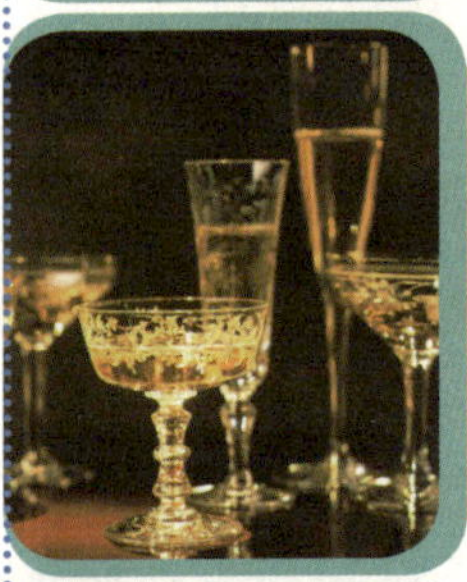

3. 对酒精说不——无论是啤酒、鸡尾酒、白酒，还是其他形式的酒精饮料，都可能让你面部浮肿和皮肤松弛。此外，酒精饮料的热量很高，仅一杯200ml左右的酒精饮料，热量便可达到100kcal。

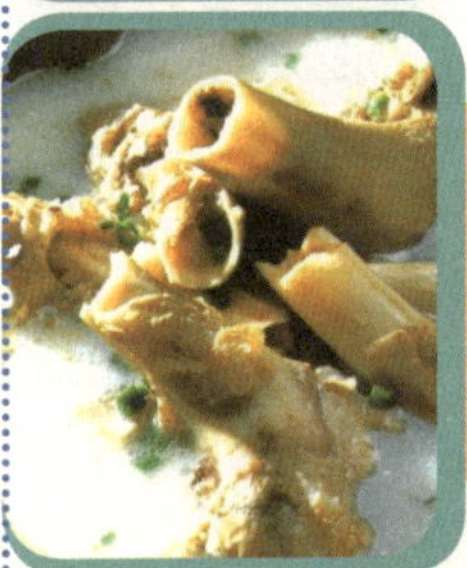

4. 增加钙的摄入量——一项研究显示，接受测试的女性每天从食物中摄取1200mg的钙，能帮助身体更快地消耗脂肪，使脸部纤瘦、身材苗条。

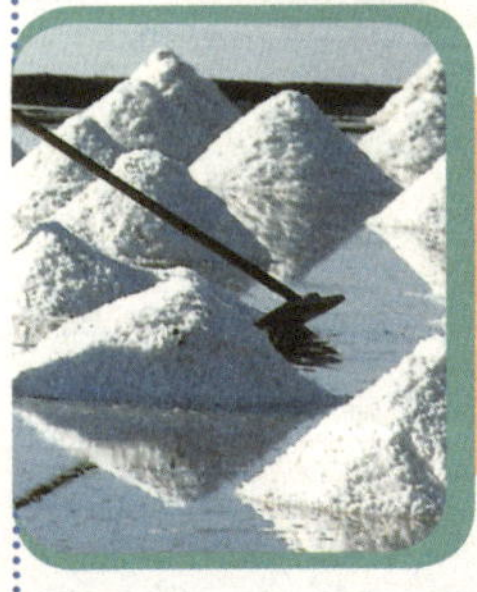

5. 控制盐分的摄入——每天摄入的盐分越多，意味着脸部浮肿的可能性越大。应少吃罐装食物、腌制的鱼、香肠、熟肉，还有薯片。

做一下小练习，可以加快你的瘦脸速度。

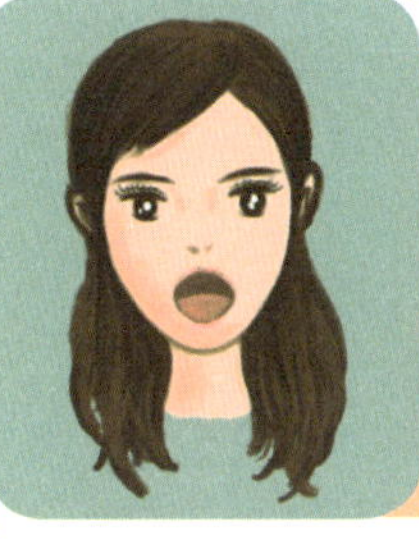

1. 大声喊“啊”——面对镜子，嘴呈“O”字张开，下巴往下持续约10秒，动作重复3次。这一姿势能够很好地锻炼下巴及脸颊肌肉。

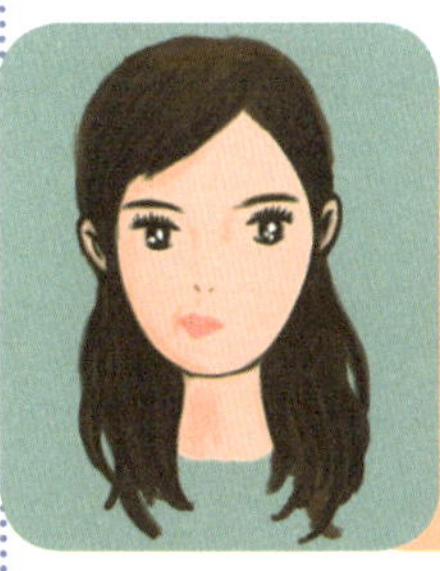

2. 左右撇嘴——双唇轻闭，嘴唇先往右边撇，保持10秒，再往左边撇同样10秒，两边轮流3次以上。刚开始如果不习惯，不妨配合眼神一起左右转换。这一动作可以强化脸颊及嘴角肌肉，帮助胖嘟嘟的小腮帮快速消失掉。

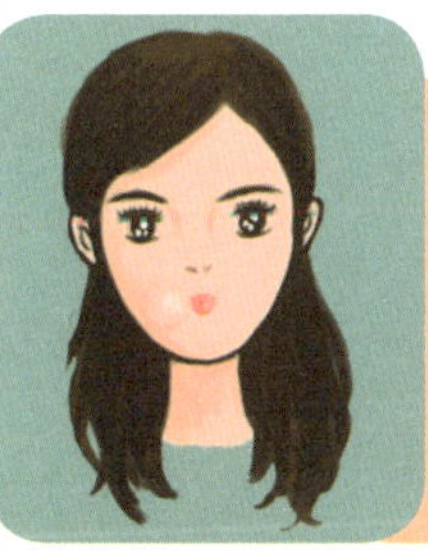

3. 舌尖咕嘟——舌尖在嘴巴内部由左右上下，顺时针刺激嘴唇内侧的穴位，连续3次以上。舌尖刺激嘴唇内侧的肌肉，可以帮助消除法令纹，让你不再“吊脸颊”！

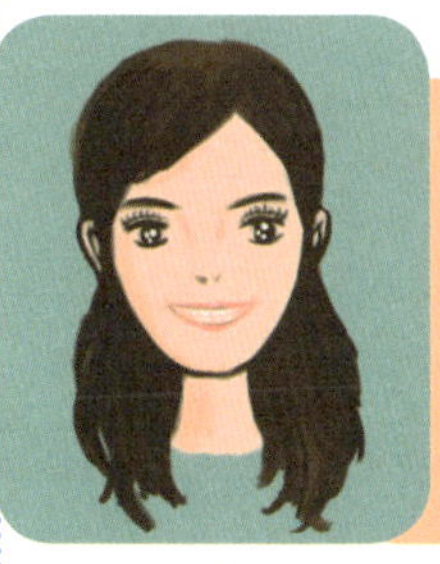

4. 嘴角牵动——轻松放平双肩，嘴唇轻闭，然后嘴角略施力往两侧牵动。再张开嘴巴露齿，牙齿要咬合，让唇瓣肌肉略微用力保持约10秒，如此重复5次以上。这一运动可以调整牙齿的咬合，让平时咀嚼不到的肌肉也有机会参与新陈代谢。

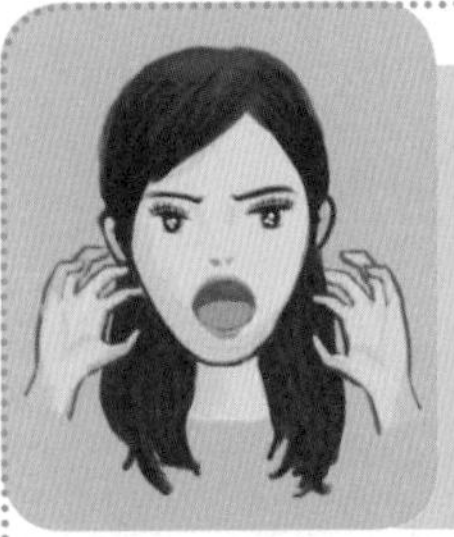

5. 狮子龇牙——眼睛直视前方，两手分开摆在脸颊两侧，想象自己是只小狮子。下巴稍微往下倾，嘴角往外侧牵动，动作约持续10秒，重复5次以上。狮子表情促进了整个脸颊肌肉的扩张，对消除地心引力所造成的脸颊赘肉十分有效。

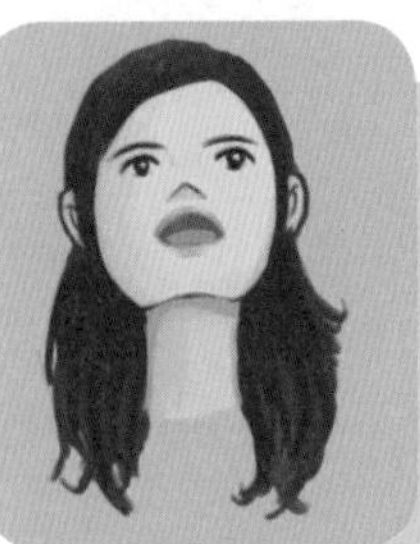

6. 下巴抬升——背伸直，将头缓缓向后仰，让下巴和脖子尽量往上抬，持续约10秒钟。嘴巴张开呈“O”字形，直到下巴肌肉感到紧绷，注意背部不要弯曲。将脖子及下巴放下，调整呼吸。重复上述动作5次以上，可以很好地促进血液循环，强化下巴到颈部的曲线。

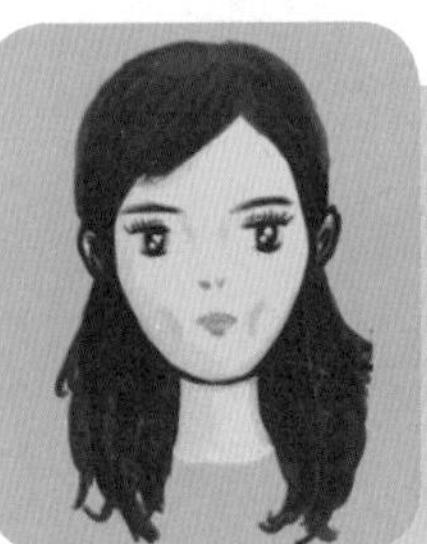

7. 猴子表情——嘟起嘴，让脸颊肌肉凹陷，眼睛尽量张大，坚持10秒钟，放松，重复做3次。这个猴子招式可以促进脸部的新陈代谢呢！

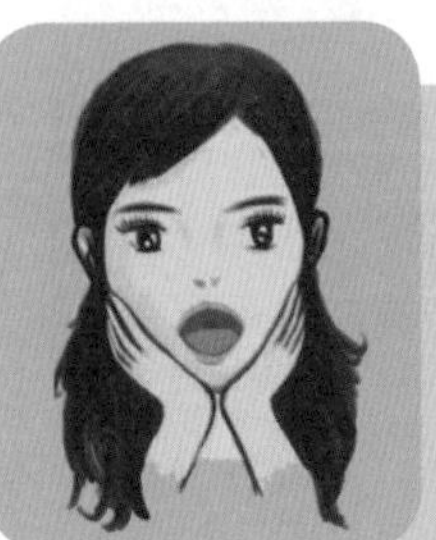

8. 嘟起两颊——像吹口哨一样把嘴嘟起，然后缓慢吹气，让两颊鼓起，持续5秒左右，可以增加脸颊肌肤弹性。

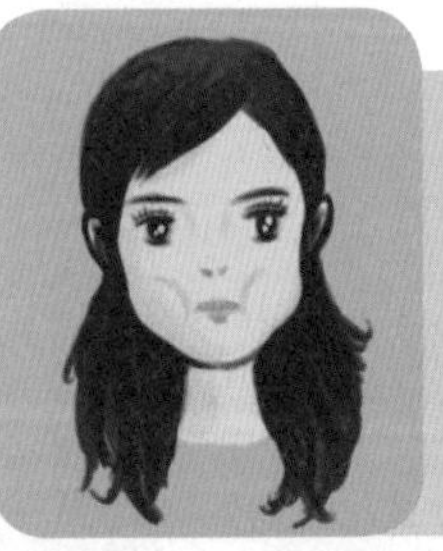

9. 假装咀嚼——双手手掌贴住腮帮，然后将嘴巴张开呈“O”状，轻轻按摩10次。放松后再将嘴张开，假装咀嚼食物的样子，重复10次。这样可以调整因饮食姿势不当而引起的脸形不匀称。

五、瘦背

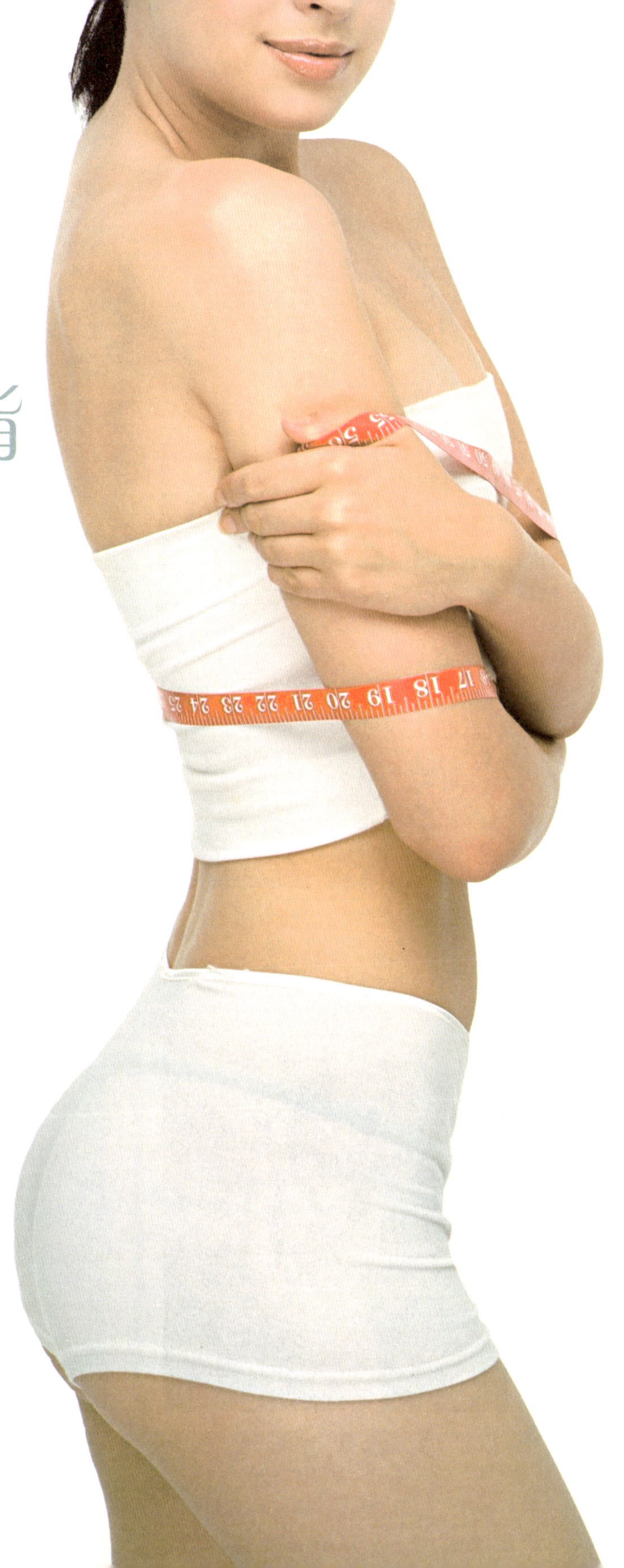

背部脂肪，真的很难减吗？

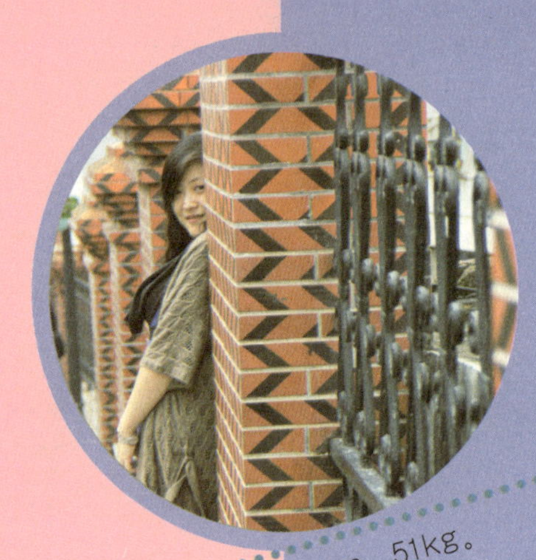

方芳——27岁，158cm，51kg。

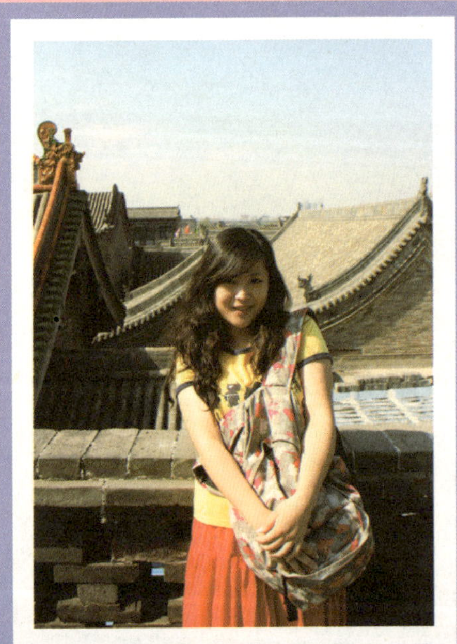

背部厚厚的脂肪，真的很难消除吗？如果你的背部脂肪厚得连你自己都受不了，那你就该检讨一下自己，赶紧想办法改善厚背的情况。这里我给你介绍一种瘦背操，也就是利用俯卧上仰的运动，来消灭背部脂肪，锻炼背肌和肩胛肌，使你肩部、背部的脂肪消除，肌肉变结实，效果绝对让你满意。

做操地点：在办公室的沙发上或木地板上均可。

做操时间：午餐后半小时。不要饱肚子做操，那样会对身体不利的。

预备动作：身体向下俯卧，肩膀放轻松，双手虎口交叉，放置在臀部上。

具体步骤：先收下巴，慢慢将上半身向上仰起约35度。再慢慢将上半身放下，回到预备动作。

实行方法：上半身抬起动作共做20次。每做一次，可以休息30秒钟。不要做得太快，也不要做得太慢。

有一点要记住：上仰的角度不可过大，绝不可超过35度，因为那样很容易伤到脊椎。

只要坚持做半个月，背部的脂肪会减少许多的。当然在瘦背的同时，你的精神也会好很多。减肥不能针对某个部位练，必须针对全身减，跑步是个对身体每个部位都能锻炼到的运动。但要想减肥就必须坚持，持之以恒，一个星期跑3～4天。最好是隔天跑一次而且必须保证每次跑步的时间都超过40分钟，只有到这个时间身体的肥肉和碳水化合物才能结合从而达到减肥的目的，坚持一个月一定有惊喜。

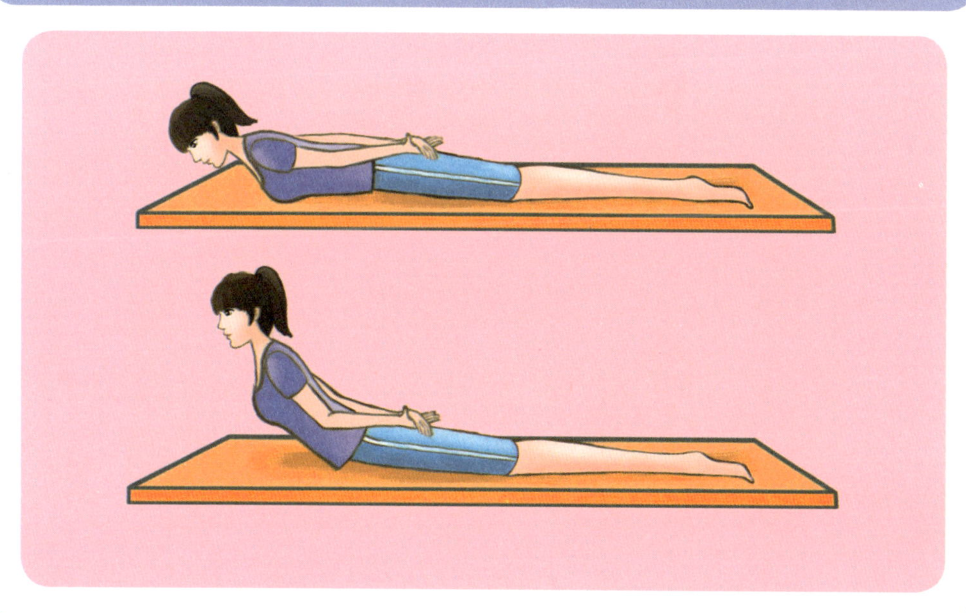

下面是我早上的训练表

· 早上起床30分钟后锻炼。

· 俯卧撑3组，每组20个（练胸肌）。

· 仰卧起坐2组，每组30个（动作必须标准，练腹肌）。

· V字两头起2组，每组10个（练腹肌）。

· 组与组之间休息2分钟，项与项之间休息5分钟。

注意：肌肉不是天天练的，必须有个吸收的过程，一般肌肉休息24小时就可以，所以没有必要天天练，一个星期练三四次都可以，而且效果很好。

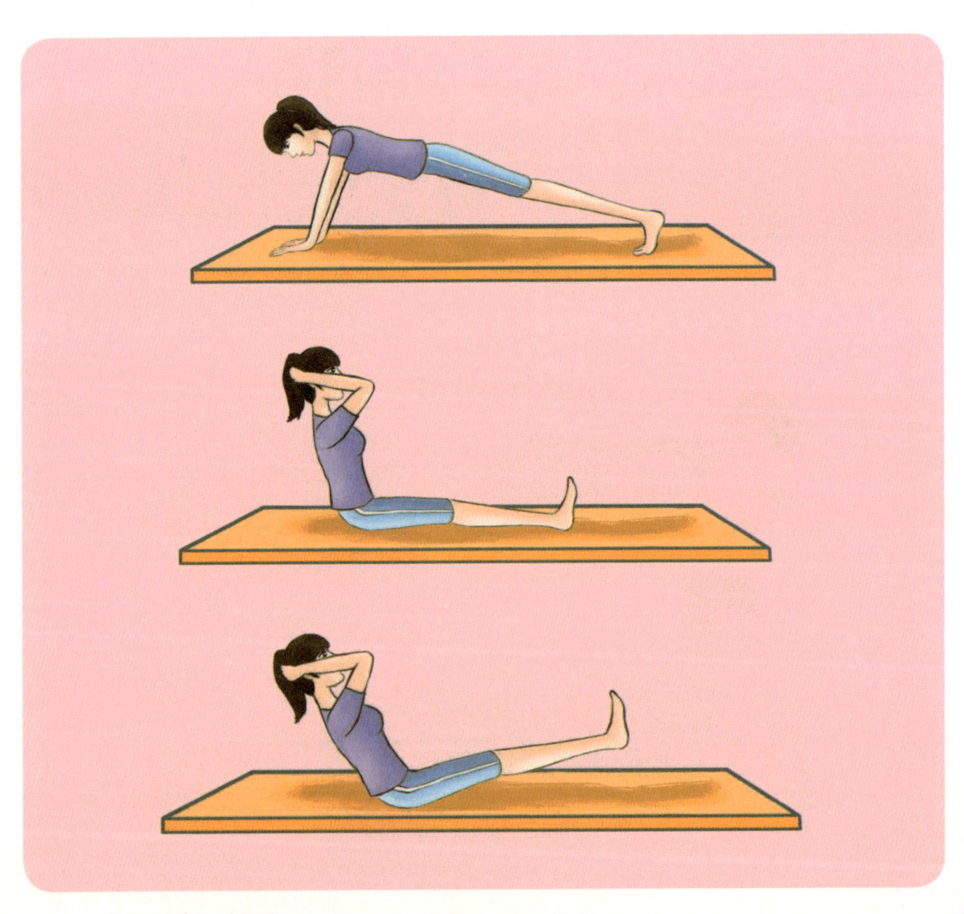

一般人不太计较的背部，在露背装的烘托下也开始大肆抢镜，让人不能不另眼相看了。怎样才算是美丽的背呢？直挺加曲线必然是第一优先的。而想保持或换个美背，当然还要靠运动。

背部运动的原则为“低负荷、高反复”，好比最简单的往后扩胸运动，强度不用太高，但重复次数要多，背部肌肉有热络感时，便已有运动效果了。

现在盛行的瑜伽中，许多姿势便是专门为锻炼背部、脊椎而设计的，你也不妨学上几招，没事在家练练。练习时可只做一组，能者也可多做。

治疗轻微的脊椎盘错位！

动作体验：看着轻松，要想达到标准姿态绝对有点难度。

可左右手分别拉住绳子或毛巾，如果没有困难可以将双手在背后直接相握。

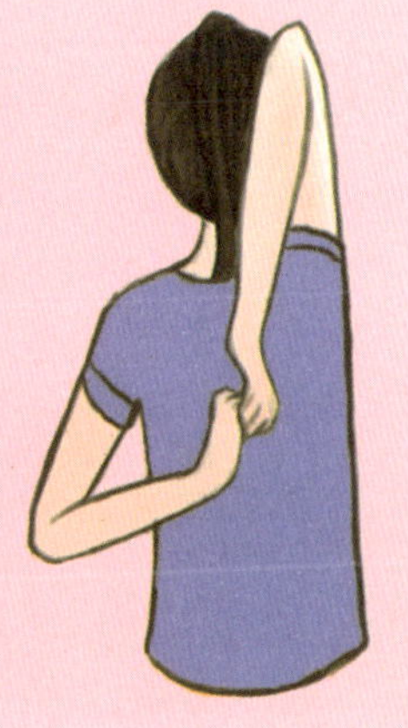

增加背部的弹性

动作体验：“你的脊椎有多柔软，人就有多年轻”，想想就有动力了，这个动作不怕做不到，就怕没想法。

辅助：背部向后弯曲，脚后跟顶在地上或墙上，逐渐伸直双腿。

标准：仰卧，双手放在身体两侧，屈腿，脚后跟紧贴大腿后侧。双手移到头的两侧，掌心贴地，吸气，拱起背部，髋部与腹部向上升。

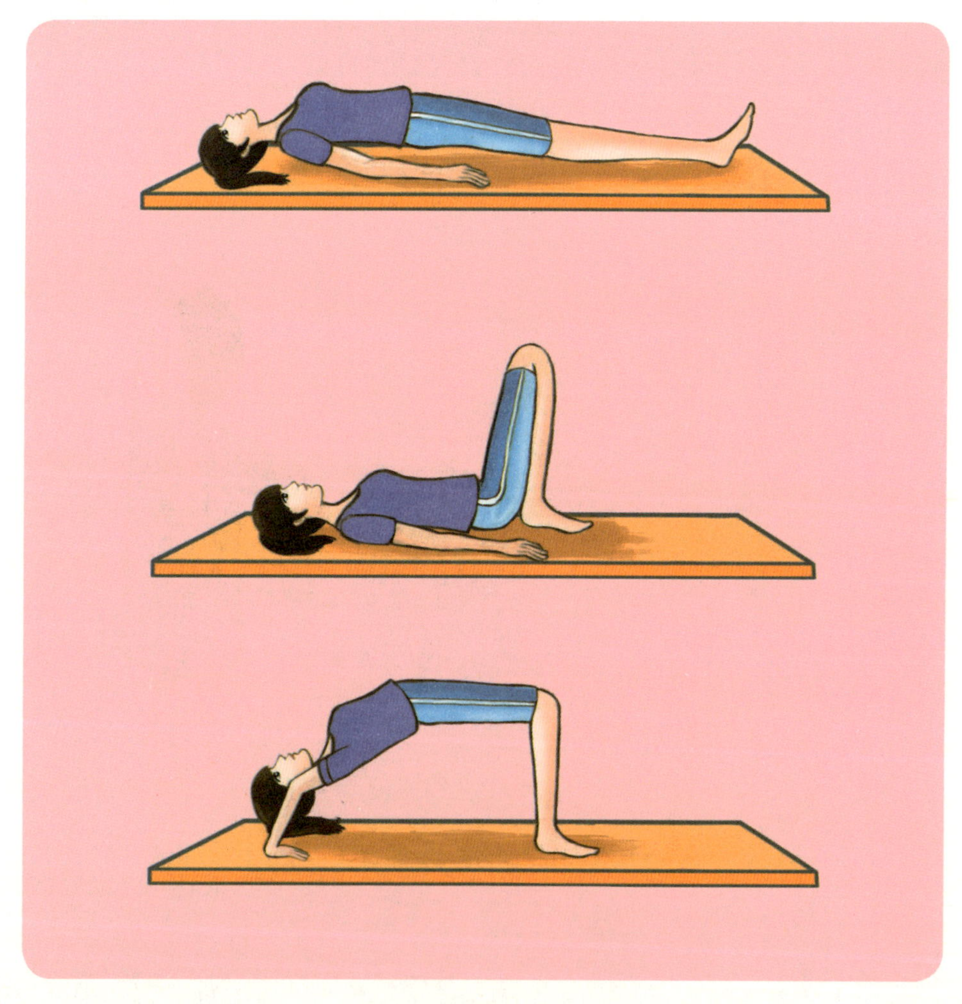

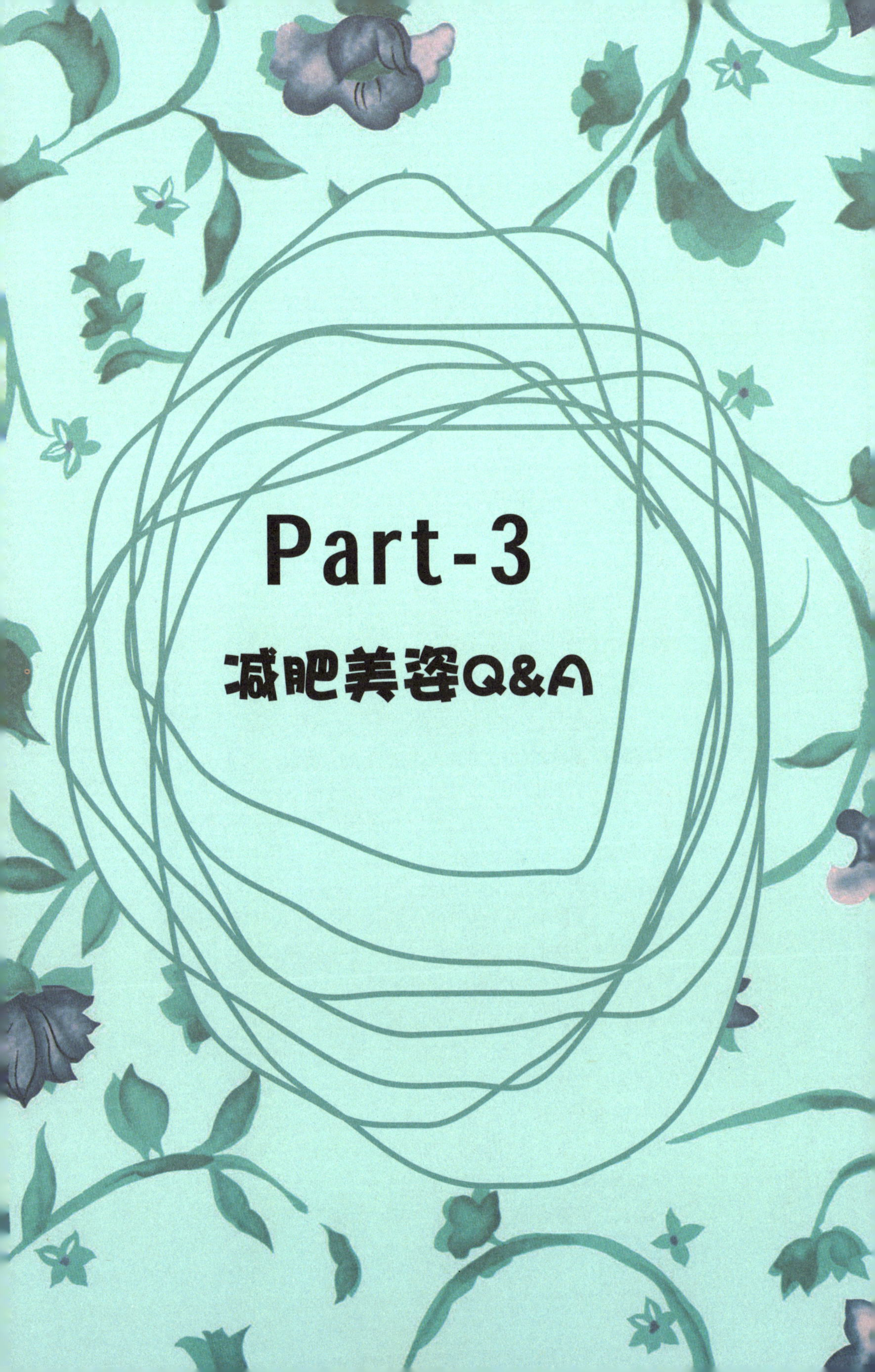

Part-3

减肥美姿Q&A

懒得运动的人，光靠饮食控制可以减肥吗？

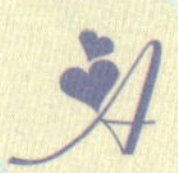

减重之初，饮食控制的效果会不错，但节食一阵子后身体会产生适应的现象，热量消耗会因为热量摄取减少而自动减少，最终达到另一个平衡，致使体重减轻趋缓，甚至停滞，这就是所谓的“停滞期”。碰到停滞期最有效的突破方法就是运动，如果本来就有运动，便需要再改变运动的种类或增加运动的时间和频率，才可以突破瓶颈克服停滞期。因此不运动想光靠节食来减肥的人，减重过程会较不顺利，且热量控制要比有运动的人来得更少、更严格。

光吃水果可以减肥吗？

只要热量不够身体需要便可以减轻体重，所以当你吃进去的水果的总热量小于你身体的需要，便可以让体重减轻。有些水果富含纤维质且热量不高，如小苹果，吃了10个也不过600cal，当然可以瘦身。但要注意的是，你减轻的体重中，体脂肪占的比例有多少。如果减掉的大部分是水分和肌肉，这样仍是失败的减肥（没有减掉多少肥肉）！大部分单一食物偏食的减肥方法，如苹果减肥法、吃肉减肥法等就会有这种（该减的没减掉）遗憾，究其原因，就是营养不均衡、营养素摄取不当的结果，若长期吃这种减重食谱，会有严重的营养失调和副作用产生，如掉头发、免疫力变差、酮酸中毒、离子不平衡的情形，更甚者会危及生命。

其实水果中有部分热量是很高的，吃过量也不一定能减肥，如含糖量相当高的榴莲和甘蔗、含油量相当高的酪梨等，另外椰子汁也含有不少的糖分（虽然喝起来不甜），减肥期间绝对不可贪吃。

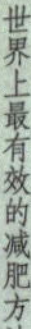

水果对人体的好处是毋庸置疑的，大家都知道吃水果的好处，但是具体哪些水果对排毒有功效可能还不清楚。下面就给大家列举几种排毒“圣果”，另外这些水果配合粗粮粥也有很好的效果哦！

荔枝——可以改善肝功能、加速毒素排除、促进细胞生成，是排毒养颜的理想水果。

樱桃——很有价值的天然药食，有助于肾脏排毒。同时，它还有温和通便的作用。

苹果——半乳糖荃酸有助于排毒，果胶则能避免食物在肠道内腐化。

草莓——含有多种有机酸、果胶和矿物质，能清洁肠胃，强固肝脏。

香蕉——清除体内垃圾，而且几乎含有所有的维生素和矿物质，易于消化、吸收，因此可以很容易地摄取到各式各样的营养素。

葡萄——肝脏是重要的解毒器官，各种毒素经过肝脏的一系列化学反应后，变成无毒或低毒物质。我们在日常饮食中可以多食用葡萄来帮助肝脏排毒。

无花果——含有机酸和多种酶，可保肝解毒，清热润肠、助消化。

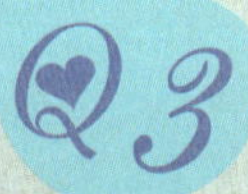

饮食不想控制，光靠运动可以减肥吗？

答案是否定的，毕竟运动消耗的热量有限，常讲的一句话：少吃一块面包和肥肉，比运动1小时还要有效，就是这个道理。一般而言，一开始减重，饮食控制的减肥效果较显著，待饮食控制一阵子体重减轻趋缓时，就要靠运动来加速减肥的效果，所以运动的成效出现比较迟。当然减重一开始就应二者（饮食控制＋运动）一起配合，减重的效果会更理想。

运动减肥需要每天都运动吗？

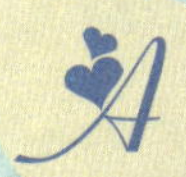

每天运动当然好，但是如果你没有时间也没必要非得每天运动，隔天运动1次或每周运动3次就可以了。运动减肥的原理是通过运动提高基础代谢率，加速体内的脂肪燃烧。

每次运动后，人体基础代谢率升高的时间可以持续24小时，因此每两天运动1次或每周运动3次，每次30分钟以上，就可以保持身体燃烧300cal以上的热量，达到减肥的目的。而且每周2～3次有氧运动还能保证我们身体的基础代谢率不至于随年龄增长而减缓，保持身体年轻态。

流大量的汗水就能减肥是真的吗？

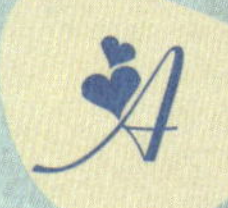

错。我们洗桑拿时流了大量的汗水，这时候称体重确实会减轻一些。可是，这减去的只是身体的水分，脂肪并没有排出，第二天你的体重就会恢复原状。正确的方法应该是：做可以大量流汗的运动，因为运动时流的汗对于减轻体重有帮助。

突然瘦身后对皮肤有何影响？

在年轻的时候，由于皮肤紧张有弹性，突然瘦身不会造成皮肤松弛、下垂的现象。但在三四十岁之后，由于这个年龄的人皮肤缺乏弹性，恢复能力差，过急的瘦身就会造成皮肤下垂、起皱纹。这时候，身上的赘肉倒是少了，但是全身的皮肤却糟糕了。因此，建议中年女性减肥不要太急于求成，循序渐进为好。

人家说："减肥容易，维持难。"到底要如何维持体重？

达到减重的目标后，维持体重可以比积极减重时摄取较多的热量，因为此时热量的摄取可以等于身体的需要，而不需比身体的需要量少，所以维持体重时，男性每日约可以摄取1800～2000cal，女性约可以摄取1500～1800cal。若能熟悉食物的热量计算和选食技巧，将热量控制在建议的范围内，并常常测量自己的体重（至少每周量1次），将体重控制在正负1kg以内，如此就可以维持体重了。就怕不注意体重，待想到再测量时，已多出许多，想减都难了！另外若你不正确的饮食习惯依然没改，还是像以前一样饮食不知节制，只要摄取的热量超出建议量甚多，那肯定复胖，谁都救不了你！所以减肥时，我比较在乎减肥过程中正确饮食习惯及生活规律的养成，唯有如此，瘦下来的体重才能维持。

多喝水可以减肥吗?

错。你所喝的水，并不能将你体内的脂肪溶解排出体外，当你饥饿的时候，喝点水确实可以消除你的饥饿感，但是你马上又会饥饿。其实减肥不是简单的饮食问题，它还涉及生理代谢功能失常和内分泌紊乱等。因为人在饥饿时，最先调动的不是脂肪，而是体内水分、蛋白质和糖，长期饥饿会引起胃功能紊乱而导致慢性胃炎，摄入食物过少还会引起胆囊炎、胆结石甚至厌食症等。

听说通过身体排毒，可以减肥?

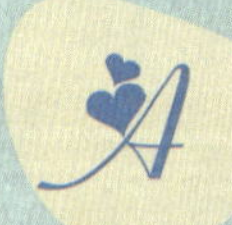

对。给身体排毒，其实很简单，你只需要清晨起床后5分钟内喝一杯淡盐水 + 一杯温清水。起床后，可以用温水为自己冲一杯淡盐水。盐量控制在能喝出是放了盐的水，又不会觉得咸的程度。清晨的第一杯淡盐水可以帮助夜间体内的代谢物排出身体，还能降低身体的火气，尤其适合干燥的冬季。淡盐水过后再喝一杯温开水，作为体内水分的补充。

我很喜欢花草茶，花草茶可以减肥吗？
有什么可以减肥的花草茶推荐？

花草茶对于女生的吸引力是天生的，那就选择合适的花草茶来对抗身体里的毒素吧，在淡淡的花草清香中，完成减肥的任务！

大麦若叶青汁——这是从日本、中国台湾地区流行起来的排毒佳品，是把大麦苗榨成汁喝，是很多艺人排毒减肥的首选哦！

蜂蜜——自古就是滋补强身、排毒养颜的佳品。可以润滑肠胃，促进新陈代谢。

柠檬水——既排毒，又减肥，早上起来先空腹喝一大杯温的柠檬水，可以清除宿便，还有美白的功效。

红糖水——千百年来，红糖的排毒滋润功用一直被人们所称道，对女性调理体内平衡更是很有帮助。

牛奶——含较多的钙质，能抑制人体内胆固醇合成酶的活性，也可减少人体对胆固醇的吸收。

罗汉果茶——一种名贵药材，性凉味甘，功能清肺润肠。主治痰火咳嗽、血燥便秘等症，罗汉果茶虽然甜如砂糖，热量却近乎等于零。

菊花茶——由白菊花和上等乌龙茶焙制而成的菊花茶，是每天接触电子污染的办公一族应必备的茶。因为茶中的白菊具有去毒的作用，对体内积存的有害化学或放射性物质，都有抵抗、排除的功效。

普洱茶——普洱茶是消除多余脂肪的高手，而且温和，对胃不刺激。对便秘有很好的功效。

乌龙茶——宴会上推杯换盏，气氛越热烈，醉酒的人越多。要想早些醒酒，就喝同量的乌龙茶，它能够防止身体虚冷，利尿解毒。

枸杞茶——枸杞茶其实也是一味中药。如果一个人连续三天没有排便，就应该买点没特别苦味的枸杞茶喝一喝了。晚上多喝一点，隔天上午自会神清气爽，不再有倦怠感。

吃粗粮可以减肥吗？

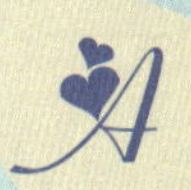

可以，具有排毒减肥功效的粗粮有：

糙米——清洁大肠的“管道工”，当其通过肠道时会吸掉许多淤积物，最后将其从体内排除。现在大米加工的精细化，对人体的机能来说，并不是好事。

地瓜——纤维质松软易消化，可促进肠胃蠕动，有助排便。烤地瓜,连皮一起烤、一起吃掉，效果更好。

燕麦——滑肠通便，促使粪便体积变大、水分增加，配合纤维促进肠胃蠕动，发挥通便排毒的作用。

薏仁——可促进体内血液循环、发挥利尿消肿的效果，有助于改善水肿型肥胖。

小米——不含麸质，不刺激肠道壁，属于比较温和的纤维质，容易消化，适合搭配排毒餐食用。

红豆——可增加肠胃蠕动，减少便秘，促进排尿。

绿豆——有清热、解毒、祛火之功效，是我国中医常用来解多种食物或药物中毒的一味中药。绿豆的营养成分能促进机体的正常代谢。

黄豆——食物纤维可吸收肠内水分使便量增加，促进排便。

玉米——含有丰富的钙、硒和卵磷脂、维生素E等，具有降低血清胆固醇的作用。

怎样知道自己的体型合不合格？

有这样一个有关体型是否完美的测试，对象是女性。可以判断你的全身比例是否顺眼。

1.上、下身比例：以肚脐为界，上下身的比例应该是五比八，此为“黄金分割”定律；

2.胸围：从腋下沿胸部上方最丰满处测量胸围，应该是身高的一半；

3.腰围：腰的最细部位，腰围应较胸围小20厘米；

4.髋围：髋围应较胸围大4厘米；

5.大腿围：是大腿的最上部位，即臀折线下，大腿围应较腰围细10厘米；

6.小腿围：以小腿最丰满处为量点，小腿围应较大腿围小20厘米；

7.足颈围：以足颈最细部位为量点，足颈围应较小腿围小10厘米；

8.上臂围：此处是肩关节与肘关节之间的中部，上臂围等于大腿围的一半；

9.颈围：颈的中部最细处，颈围与小腿围应相等；

10.肩宽：两肩峰之间的距离，肩宽等于胸围的一半减4厘米；

11.骨骼美：专家说应在于匀称、适度，即站立时头颈、躯干和脚的纵轴在同一垂直线上，四肢的比例及头颈胸的连接适度；

12. 肌肉美：要富弹性和协调，某部位过瘦或过肥都不合格。

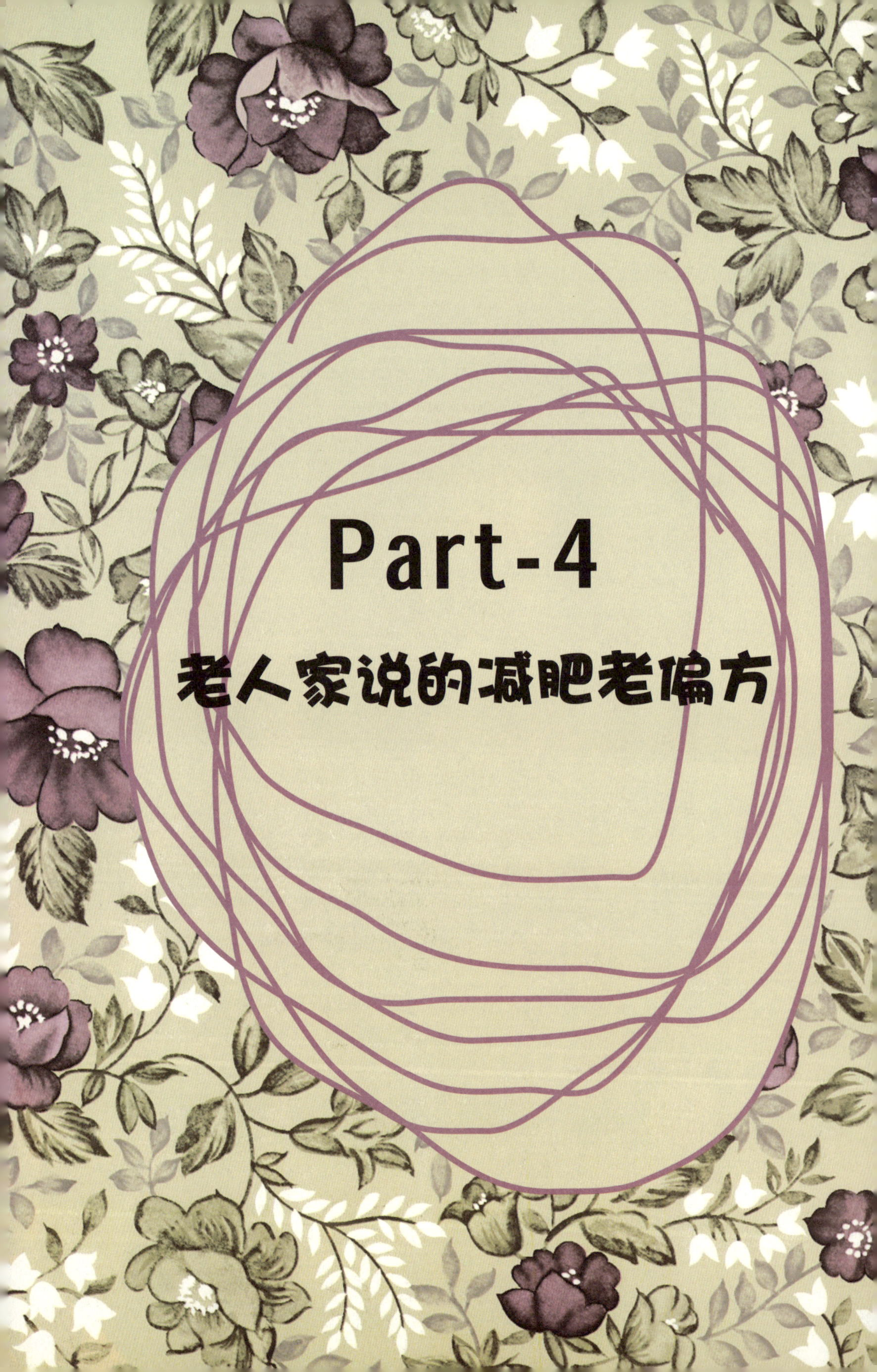

Part-4

老人家说的减肥老偏方

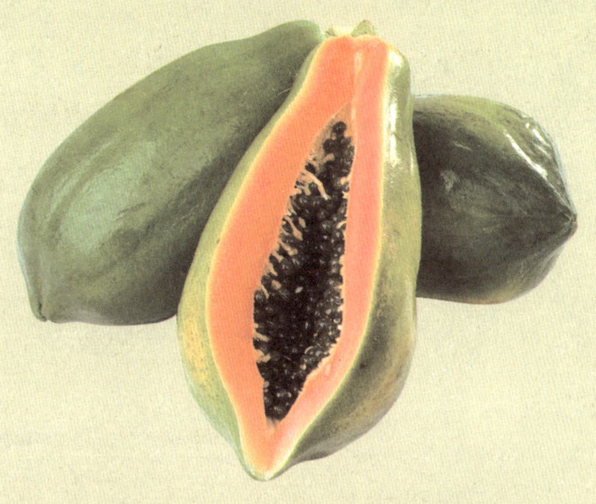

木瓜煲鱼汤，减肥佳品

每月喝3次，十分见效。

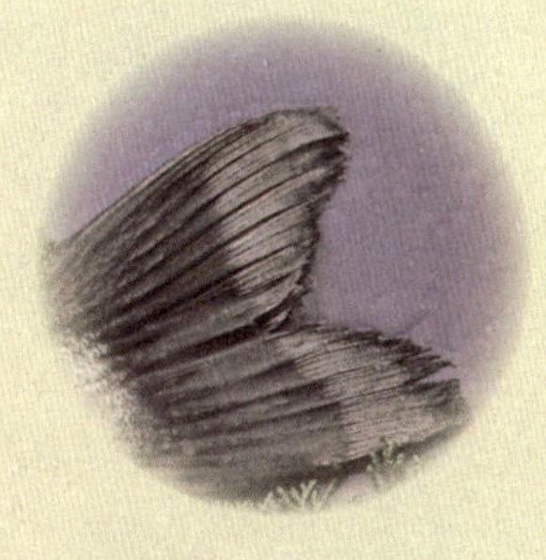

材料：

青木瓜(不是熟木瓜)半个，大鱼尾1条，姜片适量。

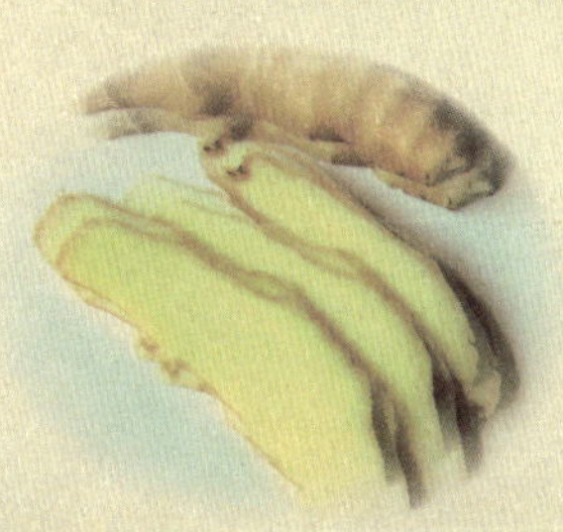

制法：

先把木瓜去皮去核洗净，然后切片；

锅中放少许油，爆两三片姜，放入鱼尾，两面煎一下，然后放入5碗水，加入木瓜片，盖上锅盖煮熟木瓜，汤变奶白色，加盐调味。

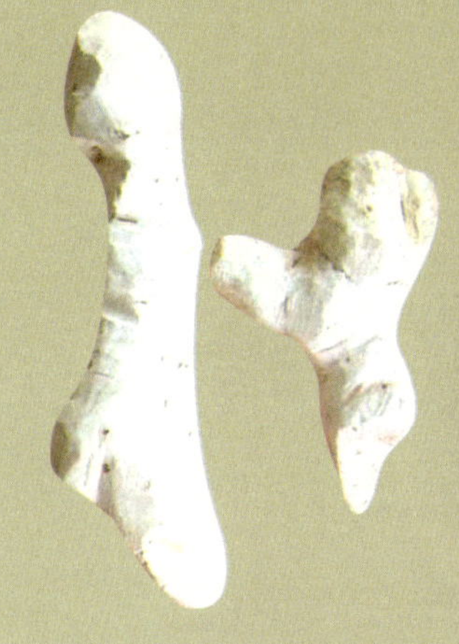

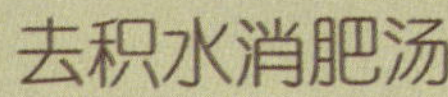

去积水消肥汤

材料：

土茯苓4两、猪尾骨1～2条、胡萝卜2个、大蜜枣3个、瘦肉适量、红豆100g。

制法：

1．冷水下土茯苓；

2．用热水洗净猪尾骨；

3．刮去胡萝卜最外层的皮；

4．水滚开了，把所有材料放入。大火煮滚后转为中火继续煮1个小时。

材料功能：

土茯苓有祛湿功效，红豆则利尿。都市人生活节奏紧张，缺少运动，容易积水变成痴肥。这道汤水，有舒解积水、轻身的功效。

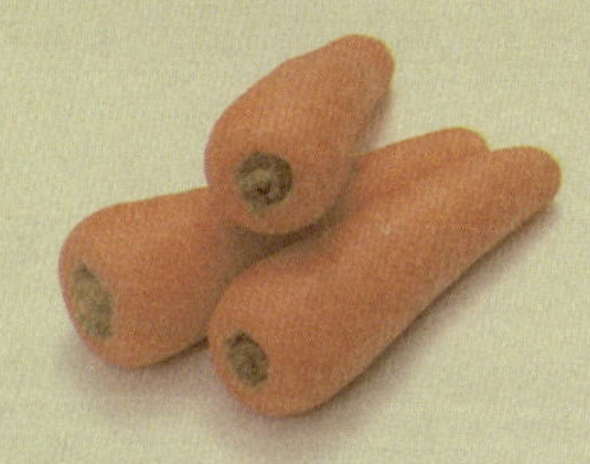

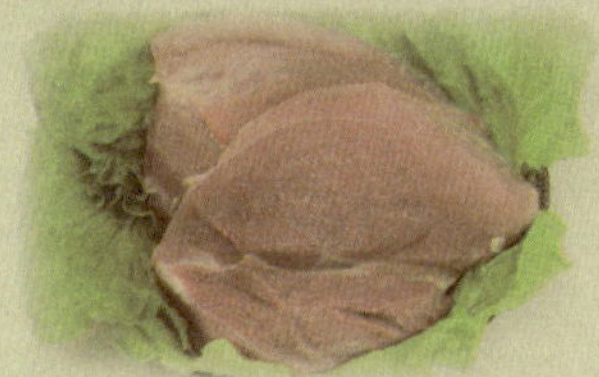

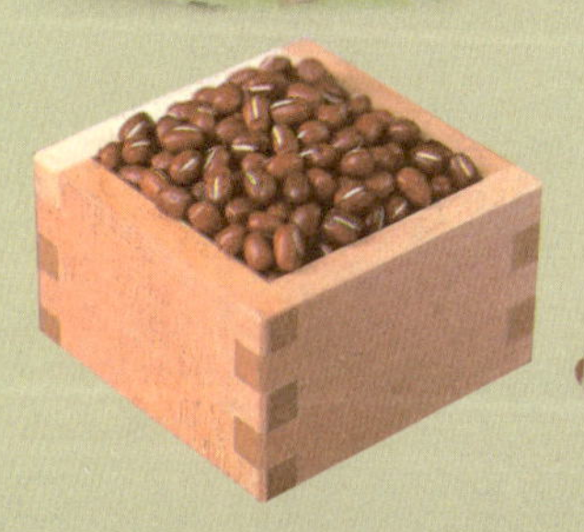

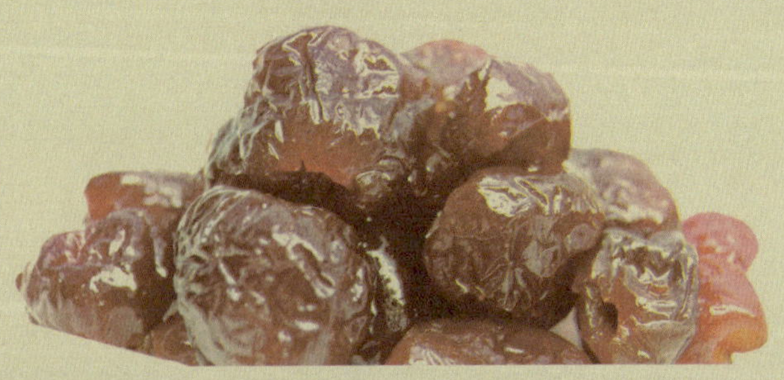

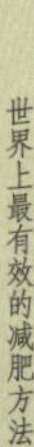

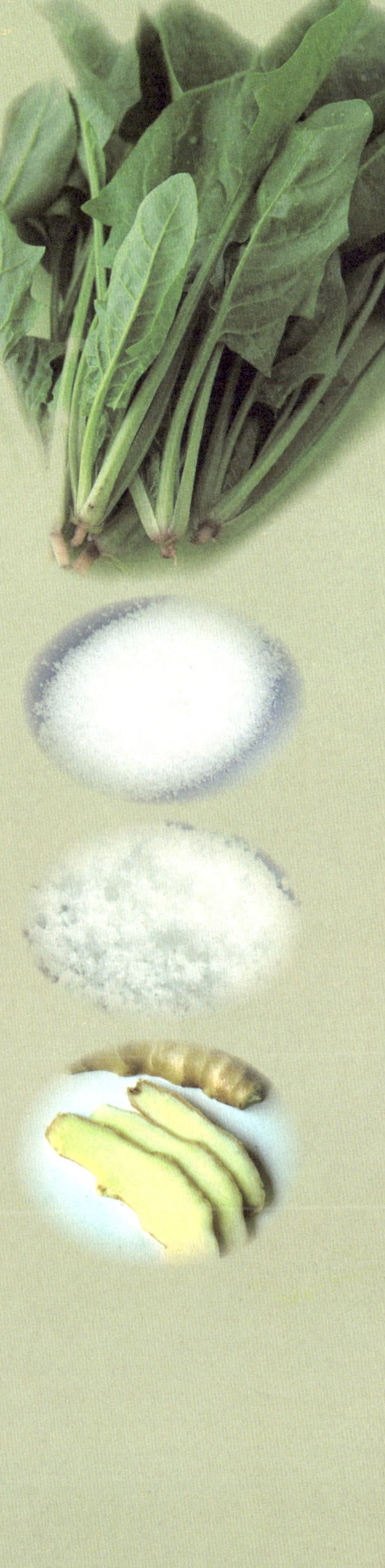

滋肤通便减肥汤

这道汤不仅极为便宜，而且美味，并有滋肤养颜的功效。冬菇有减肥效果，而菠菜又能治疗便秘，喝一次汤就能一举数得，何乐而不为？

材料：

冬菇50g，菠菜500g，姜片、上汤、盐、糖各适量。

制法：

1．先把冬菇浸软，然后剪去冬菇脚，再把冬菇切片；

2．菠菜切段；

3．先在热锅放点油，爆香姜片，接着放入冬菇及上汤，转为文火再煮15分钟；

4．放入菠菜滚熟；

5．放入盐、糖调味即成。

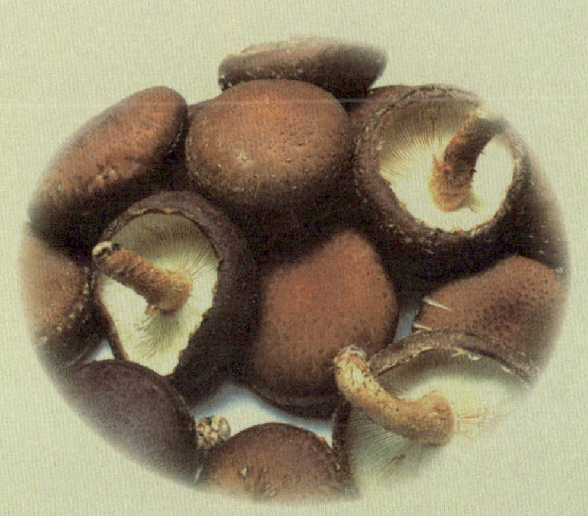

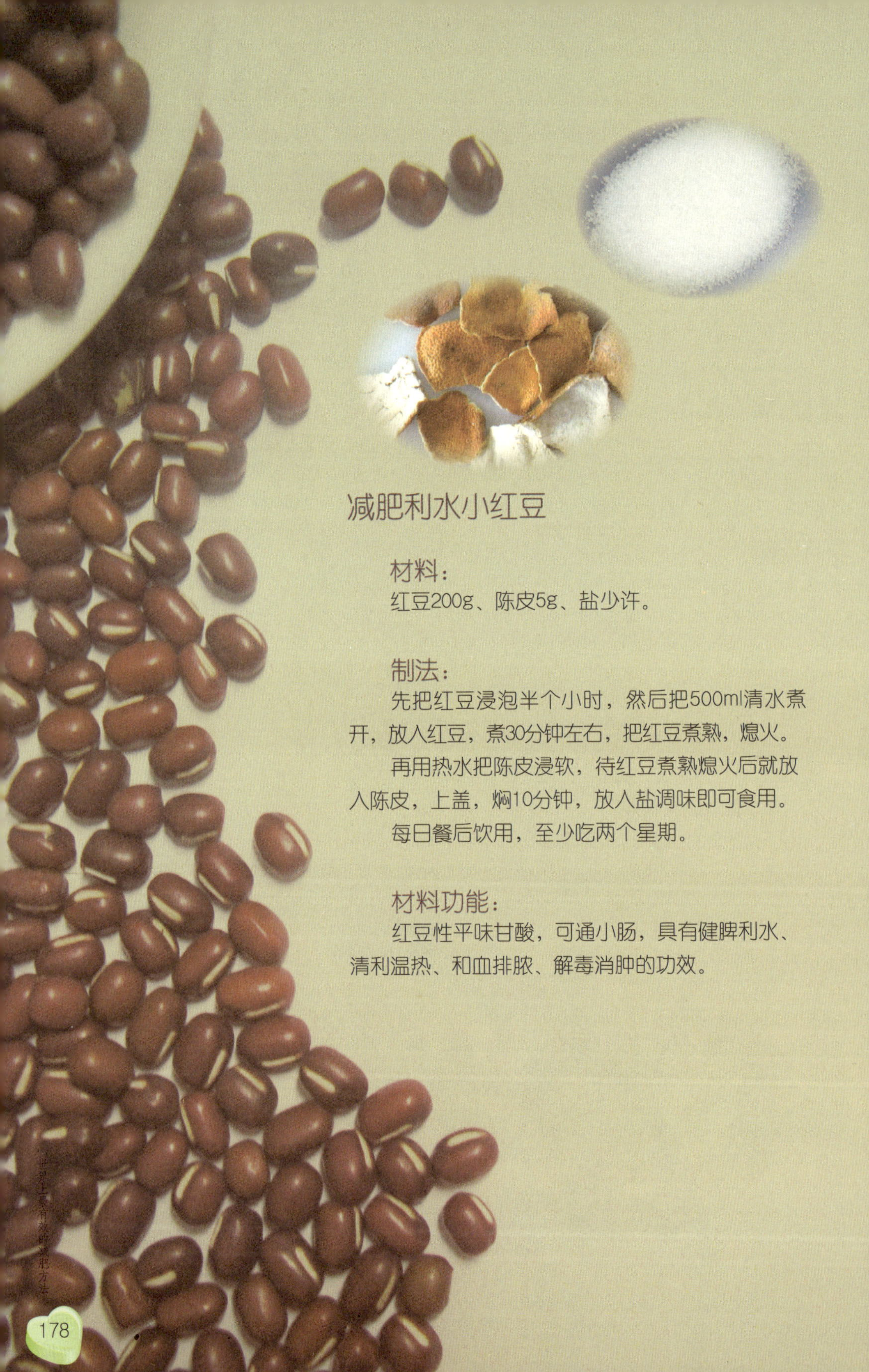

减肥利水小红豆

材料：

红豆200g、陈皮5g、盐少许。

制法：

先把红豆浸泡半个小时，然后把500ml清水煮开，放入红豆，煮30分钟左右，把红豆煮熟，熄火。

再用热水把陈皮浸软，待红豆煮熟熄火后就放入陈皮，上盖，焖10分钟，放入盐调味即可食用。

每日餐后饮用，至少吃两个星期。

材料功能：

红豆性平味甘酸，可通小肠，具有健脾利水、清利温热、和血排脓、解毒消肿的功效。